O Anfiteatro

Pedro Nava
O Anfiteatro

Para Estudantes de Medicina

Seleção de Textos
Paulo Penido

Direitos reservados e protegidos pela Lei 9.610 de 19 de fevereiro de 1998.
É proibida a reprodução total ou parcial sem autorização,
por escrito, da editora.

Copyright © 2002 by Paulo Penido

1ª edição, 2002
2ª edição, 2003

ISBN – 85-7480-066-X

Editor
Plinio Martins Filho

Direitos reservados à

ATELIÊ EDITORIAL
Rua Manoel Pereira Leite, 15
06709-280 – Granja Viana – Cotia – SP
Telefax: (11) 4612-9666
www.atelie.com.br
atelie_editorial@uol.com.br

OFICINA DO LIVRO RUBENS BORBA
DE MORAES
Rua Gaspar Lourenço, 587
04107-001 – V. Mariana – São Paulo
Telefax: (11) 5571-5830

Impresso no Brasil
Foi feito o depósito legal
2003

Aos médicos meus amigos
Aldo Leite Ribeiro
Armando Candal Fonseca
Evandro Lucena
Hilton Seda
João Carlos Lopes
José Alentejano
Luiz Felippe Mattoso
E naturalmente, meu primo Meton

Agradecimento especial ao Professor Hilton Seda que cedeu material para este livro.
E a Cláudio Giordano cuja arte trouxe muita qualidade a todo o trabalho.

Não foi só a técnica que adquirimos nessa profunda revolução mas ainda o divino entusiasmo de que falava Pasteur no seu discurso de recepção na Academia Francesa: Les Grecs nous ont legué un des plus beaux mots de notre langue, le mot "enthousiasmo" qui signifie un Dieu intérieur.
Esse "deus interior" habitou os médicos brasileiros que viveram e se fizeram nos últimos quarenta anos.

PEDRO NAVA
Em sua posse na Academia
Nacional de Medicina

SUMÁRIO

Nota dos Editores 15

Prefácio – *Paulo Penido* 17

O ANFITEATRO

1. A Recepção 27
2. O Aprendizado 31
3. Minas Gerais 43
4. Oeste Paulista 71
5. Rio de Janeiro – Hospital Souza Aguiar 113

Epílogo 135
    A Posse do Professor Pedro Nava na Academia Nacional
    de Medicina 137

NOTA DOS EDITORES

DETERMINOU O DESTINO que Paulo Penido respondesse pela continuidade das edições da obra memorialística do tio Pedro Nava. Ao convidar-nos para cumprir essa tarefa, manifestou a firme vontade de, a par da republicação dos alentados seis volumes de memórias, preparar uma seletiva deles que servisse de porta de entrada para as gerações de novos leitores, menos afeitos ao desbravamento do texto denso e extenso de Nava.

Precedendo a recolocação no mercado de *Baú de Ossos* e o lançamento de *Cadernos 1 e 2*, nasceu *O Bicho Urucutum*: bordado de trechos com destaque para algumas figuras femininas presentes nas memórias de Nava; a edição esgotou-se.

Imbuído do mesmo propósito, entendeu Paulo Penido de repetir a dose, visando agora segmento específico de leitores: a classe médica jovem. O resultado é este *O Anfiteatro*, que agrupa passagens dos volumes navianos ligadas à medicina. Ao ensejo, e depois de comentar em curta nota a recapitulação amarga que o tio faz do seu trabalho na Policlínica Geral do Rio de Janeiro (*Galo das Trevas*), Penido acrescenta textos elucidativos das atividades de Nava como médico.

Prefácio

CORRIA O ANO DE 1961 e naquela época o sexto ano de medicina era dedicado somente a estágios, sem obrigatoriedade de aulas. Então pela manhã eu cumpria um estágio hospitalar e a tarde ia ao consultório do Nava que me permitia assistir suas consultas e no fim do dia perguntar alguma dúvida.

Certo dia, uma paciente repetiu a famosa pergunta:

– O que o senhor acha de fazer uma cura nas areias radioativas de Guarapari?

Qual não foi minha surpresa ao ouvir a resposta do mestre:

– Guarapari faz muito bem ao reumático, mas só se ficar lá um mês. Menos não vale a pena...

No fim do dia resolvi arriscar uma piada:

– Então o tio comprou um hotel em Guarapari?

– Como assim?

– Se está receitando férias em Guarapari...

A resposta veio com mágoa:

– Você já ouviu falar do Território de Epidauro? Na Grécia antiga havia o Templo de Esculápio. As pessoas viajavam para lá, dormiam, e os sacerdotes interpretavam seus sonhos. Muitos melhoravam, haja vista o número de ex-votos remanescentes. Converto esse procedimento numa viagem a um lugar lindo, onde o doente se desliga de suas preocupações do dia-a-dia. É remédio certo para as doenças psicossomáticas. Guarapari sempre dá certo para reumáticos.

Pouco depois desta lição, houve outra inesquecível. Prestara concurso para Auxiliar Acadêmico de Medicina da Prefeitura do Distrito Federal e fui chamado para ocupar o cargo. Designaram-me para posto avançado na periferia – Dispensário Lourenço Jorge, então localizado na abandonada zona oeste; hoje se chama Hospital Lourenço Jorge e situa-se na Barra da Tijuca, à Avenida Ayrton Senna.

Depois dos primeiros plantões, comentei com o Nava sobre a inacreditável falta de recursos; tomei logo um banho de sabedoria:

– Não conte nunca com políticos e empresários para garantir seu salário ou condições de trabalho. Enquanto a área de obras é privilegiada, a de serviços é peso morto, detestada por todos. Procure criar você mesmo as condições para poder exercer sua profissão. Não conte com ninguém. E mais: nos discursos de fim de ano, serão citadas estatísticas com números de pacientes atendidos, sem referência à qualidade destes atendimentos, nem a seus fracassos.

E dando-se conta de meu ar de espanto:

– Não desanime; se você tem vocação, o próprio exercício da profissão será sua melhor remuneração; aproveite a enorme e maravilhosa oportunidade de tratar as pessoas e às vezes curá-las.

Em 1981, quando li *Galo das Trevas* pela primeira vez, chocou-me a maneira pela qal o Nava se referia a seus anos de trabalho na Policlínica Geral do Rio de Janeiro. Mas logo me dei conta de que era resultado das contumazes depressões do tio. Entretanto, ao preparar este volume, o estarrecimento me voltou ao tropeçar de novo com as tristes palavras de um amargurado: "Durante trinta anos empurrei para o topo a pedra de Sísifo e o carro de rodas quadradas. [...] Nossas reuniões semanais. Como me arrependo de tê-las feito..."

Figurou-se-me gigantesca distorção essa rotulação sumária de erro, de bobagem para aqueles que haviam sido os anos dourados da minha carreira médica. Inconformado, pelejei comigo mesmo em busca de evidências que anulassem o depoimento de Nava. Afinal, ocorreu-me a solução: avalizar minha discordância com as palavras do próprio Nava, personagem principal dessa história, mais do que denegrida, injustamente negada por ele.

Lembrei-me de que as atividades todas daquele período estavam registradas na revista *Brasil-Médico*. Onde encontrar, porém, seus exemplares?... Claro! Meu amigo Hilton Seda! Um telefonema, entrevista marcada para o dia seguinte, às oito horas em ponto.

Peregrinei ao hospital que fora minha casa por oito anos e que não visitava há trinta. Ao pisar no segundo andar, comecei a ouvir, de início timidamente, depois em tropel, os passos dos médicos-professores que ali haviam ensinado... Durou pouco o eco desses fantasmas, dissipados pela chegada do amigo.

Ouviu-me atento, refletiu alguns instantes, levantou-se, abriu um armário, retirou sete volumes encadernados e:

– Tudo de que você precisa está aqui.

Como se acabados de ser impressas, a generosidade do Professor Hilton Seda confiava-me o registro de todas as sessões das quartas-feiras – material precioso, factual que me permite resumir objetivamente o trabalho de Pedro Nava nas últimas três décadas de sua carreira de médico.

No início de 1948, Pedro Nava assumiu a chefia do Departamento de Clínica Médica da Policlínica Geral do Rio de Janeiro. No fim desse ano, viajou à Europa e visitou os Hospitais Universitários dos principais países. Em Paris resolveu adotar a Reumatologia como especialidade, sendo seus professores nessa primeira hora: Stanilas De Sèze (Hospital Lariboisière), Pasteur Valerie-Ràdot (Hospital Broussais) e Jacques André Lièvre (Hospital Ténon).

De volta ao Brasil, fundou em 1948 a Unidade de Reumatologia como subdepartamento de Clínica Médica, junto com os assistentes Hilton Seda, Ayrthon Ferreira da Costa, Berel Bejgler e Adolfo Biberman. Pouco depois criou a Unidade de Medicina Física e Recuperação de Reumáticos, conforme os moldes preconizados pela Dra.

Marcelle Peillon, de Paris. Em seguida, novo passo: a formação do Serviço Social pela Professora Dora de Vasconcellos. Finalmente, a iniciativa decisiva ocorre em 1952, com a instalação do Anfiteatro. A primeira sessão realiza-se no dia 21 de maio e vem registrada na *Brasil Médico* sob o título "Conferências de Prática Rematológica".

Os encontros no Anfiteatro representam um marco na história da Policlínica do Rio de Janeiro. Para isso foi de ajuda a agregação das Cátedras de Reumatologia da Escola Médica de Pós-Graduação da PUC-RJ e da Escola de Reabilitação do Rio de Janeiro. Mas, sem dúvida, o fator principal do êxito do Anfiteatro foi o carisma de Pedro Nava. Ele atraiu par as reuniões médicos-professores renomados, que freqüentemente pronunciavam concorridas conferências em português, espanhol, francês ou inglês (graças à participação norte-americana). A predominância era dos palestrantes franceses: a Faculdade de Paris marcava ponto ali, tal o número de apresentações registradas no *Brasil-Médico*. Aquela atividade era o coração de Nava, sua grande obra como médico. Ele se sentia bem quando sentado lá na presidência do Anfiteatro. Não é fácil reunir vinte ou mais médicos todas as quarta-feiras para discutir medicina. Graças a Nava, reuniram-se ali os integrantes da Liga Panamericana Contra Reumatismo, quando ele foi seu presidente. A afluência dos participantes decorria da certeza de encontrarem novidades e competência. Os próprios estrangeiros admiravam-se do êxito alcançado por Nava.

Entretanto, em maio de 1975, a então diretoria da Policlínica tomou-lhe o espaço do Anfiteatro para ampliar o Serviço de Radiologia. Pedro Nava reagiu, escrevendo uma carta aberta aos médicos e ao Conselho Regional de Medicina, demitindo-se da Policlínica. Eu mesmo recebi essa carta e confesso que não a levei a sério: achei que não passava de mera atitude, como quando assinara o Manifesto dos Mineiros e fora demitido da Prefeitura do Rio. O gesto não provocou reação, ninguém deu a mínima.

Mais tarde, viu-se que Nava estava mal: em dezembro escreveu uma carta suicida, encomendando seu corpo a seis amigos. Aí a preocupação foi geral, sobretudo por parte de seus amigos literatos, que o induziram a submeter-se a tratamento psicanalítico. Esse amparo sustentou-o por mais nove anos, até que não resisitiu a crise mais violenta e sucumbiu em 13 de maio de 1984.

Deixo ao leitor as palavras que Nava, depois de amarga decepção, escreveu a Mário de Andrade: "Zumbaia de papagaios com unhas azedas de uvaias".

PAULO PENIDO
Rio de Janeiro, 14 de março de 2002.

O Anfiteatro

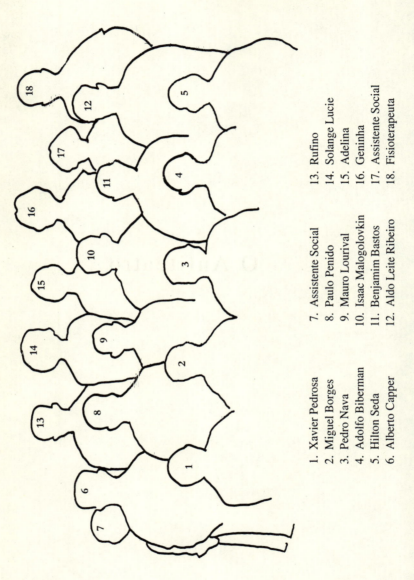

Equipe de Pedro Nava em foto tirada no Anfiteatro da Policlínica Geral do Rio de Janeiro em 1962.

1. Xavier Pedrosa
2. Miguel Borges
3. Pedro Nava
4. Adolfo Biberman
5. Hilton Seda
6. Alberto Capper
7. Assistente Social
8. Paulo Penido
9. Mauro Lourival
10. Isaac Malogolovkin
11. Benjamim Bastos
12. Aldo Leite Ribeiro
13. Rufino
14. Solange Lucie
15. Adelina
16. Geninha
17. Assistente Social
18. Fisioterapeuta

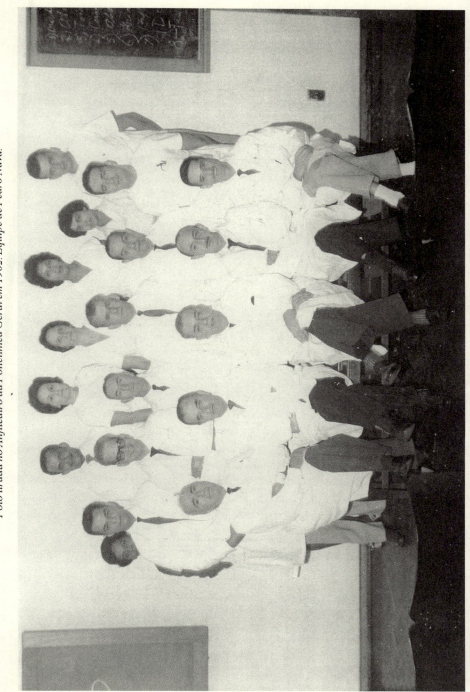

Foto tirada no Anfiteatro da Policlínica Geral em 1962. Equipe de Pedro Nava.

1
A RECEPÇÃO*

MADRUGAVA QUANDO LEVANTEI e me preparei com minha melhor roupa, tomei café e sentei impaciente esperando as sete horas para ir devagar e chegar à Faculdade às oito em ponto. Quando saí a rua estava cheia de bruma do friozinho mineiro que já em princípios de abril começava a aparecer e a regelar de noite a ponta do nariz enquanto o resto do corpo ardia enrolado na coberta de farofa e na própria morrinha. O dia anunciava-se soberbo e claro e descia dos altos já lavados pelo sol com um ar puro e perfumado – a luz dum azul luzara. Saí coberto dos vai-com-Deus de minha Mãe, dobrei a esquina de Valentina, bom dia! Goma, bom dia! Dona Maria, ei! Seu Albertino, como vai? Seu Zé Rizzo, uma chapelada para o Doutor Aleixo, outra para Dona Carolina e pé na estrada pela parte mais baixa de Chumbo, passando pelas janelas ainda cerradas do Doutor Estêvão, da Dona Dudu Goulart, do Desembargador *Siriri*, do Doutor Cícero. Aí as matas e chácaras já iam virando cidade e era Cláudio Manuel com as casas do Doutor Necésio, dos Coelho Júnior, o palacete que o *Saninha* ganhara jogando no milhar do cavalo. Meia volta à direita e começava a Rua Ceará. O velho

---

* Extraído do livro *Chão de Ferro*, Rio de Janeiro, José Olympio, 1976, pp. 314 e 316-317. (N. dos E.)

abrigo ainda em pé; logo na esquina de Gonçalves Dias a casa amarela de varanda lateral e azulejada de verde onde mais tarde eu pararia chorando, noites a fio, diante de suas janelas fechadas e inexoráveis. Depois a casa verde, também de varanda lateral, onde eu passaria as melhores horas de minha vida de estudante debulhando osso por osso o nosso Testut e ouvindo num pianinho o *Momento Musical* de Schubert e os compassos do *Minueto* de Beethoven. Suas notas deram doçura de veludo à dureza das apófises, corredeiras, epífises e condilos do nosso esqueleto.

[...]

MAS COMO EU IA DIZENDO, lá estava ela, a nossa Faculdade. Parei à sua frente e ainda da rua – como o ronco de rio rolando – eu já podia ouvir o clamor do grupo aglomerado à sua frente aos empurrões aos encontrões. Temeroso fui me chegando e de repente senti-me empolgado pelos ombros, enchapelado até as orelhas e meio cego, tonto, tomei uma chapada de tinta pelas costas, outra pela frente. Água de cal! e lá se ia meu terno. Era a eterna estupidez do trote. Fomos sendo atirados para o corredor de baixo, lados da Química, tínhamos nossas gravatas arrancadas, paletós virados pelo avesso e caiados, rebocados por tintas multicores, éramos comprimidos contra as paredes e fazíamos toda a volta do corredor de baixo sob uma chuva de doestos, insultos, cachações e esguichos turvos do formol dos tanques dos cadáveres. Nenhum socorro possível. A escola estava entregue à malta dos veteranos desencadeada contra o rebanho indefeso dos calouros. Depois de circular o quadrilátero sem ar dos corredores de baixo, contidos, à frente, por grupo numeroso e tangidos atrás por magote imenso, respirávamos finalmente o ar do pátio e íamos recebendo para carregar pancartas onde se dizia que nem todo burro é calouro mas que todo calouro é burro; cartazes cheios de chulices eram pendurados aos nossos pescoços e tínhamos de seguir até o centro da cidade. A passeata parava e invadia o *Bar-do-Ponto* e ali éramos obrigados a discursar declarando invariavelmente nossa condição asinina e a glória dos outros, dos grandes, do segundo, terceiro, quarto, quinto e sexto anos. Finalmente os veteranos cansavam, iam saindo e nosso grupo lamentável – molhado, caiado, barreado e enfarinhado – recompunha-se, lavava-se como podia e voltava para casa a pé porque ninguém estava em condições sequer de poder tomar um bonde. Palmilhei até a Serra, passei pelo *Chalé das Viúvas* e desci correndo Caraça para ser visto pelo menor número de pessoas possível. Humilhação suprema: a Cecília viu e riu. Cheguei em casa todo dolorido dos encontrões e dos trancos, chorando não de dor mas chorando por causa de meu único terno decente, logo entregue a minha Mãe. Felizmente não estava rasgado. Secou ao sol. Foi escovado, reescovado, raspado da cal, da lama, batido da farinha de trigo. À noite estava apresentável, já passado, calça vincada e sem vestígio das injúrias que suportara. Fiquei em casa o dia todo, triste, triste.

2
O APRENDIZADO*

AO CONTRÁRIO DO QUE ME COMINAVA o Dr. Orsini, o segundo desgosto que amarguei em 1926 e nos princípios de 1927 deixou-me ferimentos que mesmo cicatrizados, doem em mim há 52 anos e quando neles penso sinto sua pungência como se estivesse sendo cortado agora. Para ser bem entendido temos de voltar no tempo e contar de velha rivalidade de grupos entre os alunos do sexto ano do dito 1926. Pela sua quarta série começara essa questão, oriunda de luta eleitoral no nosso Centro Acadêmico, entre uns rapazes de São João del-Rei, dois irmãos, dois primos deles e um conterrâneo, todos fortíssimos, belicosíssimos, valentérrimos e extracoléricos – contra outros dois irmãos só que de físico normal, pacíficos, sem jactância e muito calmos. Esses dois eram provocados diariamente não só pelos seus primeiros contrincantes como por grande maioria da turma que aderiu ao lado mais numeroso. Aquele negócio já vinha durando há dois anos e tinha chegado à sua fase nó de Górdio. Os dois irmãos mais tranqüilos armaram-se e dispuseram-se a reagir a bala se chegassem ao ponto de precisarem se defender de agressão física. As coisas estavam nesse pé de

* Texto extraído do livro *Beira-Mar*, Rio de Janeiro, Nova Fronteira, 4ª ed., 1985, pp. 372-380.

suspense naquela malvada manhã em que me bati, como sempre, para a prosa matinal e o cafezinho no gabinete de Hugo Werneck. Entrei no seu serviço junto com o Sá Pires, soubemos que o Chefe estava operando e, para esperá-lo, viemos andando até uma sala de comunicação entre a enfermaria de mulheres da *Santa Casa* e a *Maternidade Hilda Brandão*. Nessa sala havia uma mesa de madeira clara encimada por um sem-número de gavetinhas, contendo cada uma ficha relativa a doente ali passada. Na parede, pequeno quadro-negro onde se escrevia diariamente, a giz, o número da operação programada e qual era a mesma. Lá estava algo como doze mil e qualquer coisa e mais um enunciado gênero "ligamento-pexia, colporrafia anterior, colporrafia posterior, perineorrafia". Era o que Werneck chamava às gargalhadas a construção de uma "bitola estreita". E era mesmo. Ficava um negócio...

Nunca nos momentos de maior êxito de minha vida de médico – conquista de várias chefias de serviço, livre docência, duas cátedras, professorado emérito e *honoris causa*, três academias, sociedades estrangeiras, presidência de sociedade continental – nunca na minha vida de médico tive a ectasia, o orgulho e a sensação de plenitude que sentia naquele 1926. Quintanista de Medicina! Interno residente da Santa Casa! Quase interno de Clínica Ginecológica e Cirurgia de Mulheres! Amigo íntimo e favorito! de professor dos mais temidos e ainda por cima Diretor da Faculdade! Um altar que eu tivesse para Hugo Furquim Werneck ainda seria pouco. Eu testemunhava, freqüentando seu serviço acompanhando suas visitas e assistindo a suas intervenções – os rodamoinhos de suas cóleras, as explosões de seus atos irresistíveis, da sua inapreciação exata dos gestos que praticava e dos juízos que emitia; percebia a instabilidade de seu humor, a versatilidade e a facilidade com que ele passava da galhofa ao azedume, à imponderação, à raiva mais paroxísmica; acompanhava os movimentos da hipersensibilidade – que lhe falseava o juízo, enganava e levava às interpretações as mais errôneas... Sim senhores – testemunhava, assistia, percebia, acompanhava tudo isto. Mas como eu realizava o milagre de viver dentro da trajetória de balas que eu ouvia sibilando e que não me feriam – julgava-me a salvo e invulnerável. Aquilo era com os outros; comigo não. A pimenta, a pimenta! no cu alheio... E além do mais eu soterrava essas venialidades sob as camadas espessas das qualidades que realmente eram apanágio de Werneck, modos de ser, simplesmente modos – que me impressionaram ao ponto de terem me influenciado a vida inteira e de eu, até hoje, em certos momentos procurar fazer a *mise en scène* médica indispensável, exatamente como o via fazer em atitudes que me impregnaram com a tinta indelével do aprendizado inaugural. Acompanhei a visita de chefes de serviço como Lucien des Gennes, Pasteur Valéry-Radot, Florent Coste, Jacques-André Lièvre, Fernand Layani, Stanislas de Sèze, André Lichtwitz, na França; de Pende e Lucherini, na Itália; de Coppeman, na Inglaterra e nenhum deles era *grand-patron* como o era Werneck: este, quando falava, era *magister dixit*, e sua voz passava inconteste e incontestada. Nunca se despia de certa majestade cenográfica dentro do hospital: entrava da rua e saía sempre só mas, quando *oficiava* e atravessava sua enfermaria ou os corredores, quando penetrava ou deixava sua sala de cirurgia, ou quando procedia a visita das pacientes – fazia-se sistematicamente acompanhar por dois, três, o séquito dos assistentes, o bando dos internos. Assim como nas festas reais da Corte Inglesa a Rainha é a única a vestir-se de branco, também no exercício hospitalar Werneck era o único a envergar um uniforme diferente dos assistentes e estagiários. Uma espécie de calça larga, sem fundos, como as dos *cowboys*, que ele sobrepunha à do seu terno. Sobre a pele do tronco, apenas um jaleco de mangas curtas e bem aberto. Gorro comum. Desse modo ele distinguia-se logo materialmente, era o único, o exclusivo, o prerrogativo, o eleito, o escolhido, o ungido – o Chefe. Cada ordem sua reboava de um por um como o trovão ecoando de quebrada em quebrada de nossas montanhas. Obedecidas cegamente. Era um examinador temível de alunos e um arrasador nos concursos de docência ou de professorado. Davam-lhe a palavra. Descia-lhe o santo. Tremia, empalidecia, elevava a voz, disparava suas frases em rajadas, em salvas, esmagava o concursante ao peso de citações de enfiada de autores cujos nomes ele trazia sempre na ponta da língua. Como Diretor era majestático na representação solene das Colações de Grau. Impunha o anel como bispo o carisma. Não admitia juramentos coletivos e fazia um por um dizer bem claro, alto e vagar o Jus Jurandi, o orkoS – hipocrático e era lentamente, clara e nobremente que ele declamava as Palavras do Diretor e dava a cada novo doutor o seu *Ite*.

Pois o Sá Pires e eu estávamos na passagem-arquivo do serviço. Não havia cadeiras e nós dois tínhamos nos sentado de meia bunda na beira da mesa e conversávamos quando ouvimos um estrondo seguido de silêncio absoluto. O Chico ainda disse – isto é o Werneck... – quando subiu um clamor dos lados da Maternidade. Corremos e vimos um grupo de estudantes cercando outro que lívido quase caía e o Rivadávia de Gusmão com roupas de sala de operação (ainda de máscara e luvas de borracha), desabotoando o moço que desabava. Abriu o paletó, o colete e aí caiu uma bala de revólver que tinha parado sobre a fivela do suspensório. Gritou logo – não foi nada, não há ferimento! Nessa hora eu vi saindo da Sala de Partos, no fundo do corredor, um dos tais perseguidos pelos colegas com provocações diárias – ainda empunhando seu revólver. Como um louco ele corria de lá para cá no corredor. Logo me puseram ao corrente do que se passara. Ele e o atirado tinham se chocado numa entrada de porta. A esse tranco casual, o segundo agredira o primeiro que sacara da arma e fizera fogo mirando o tórax do adversário. Providencialmente o projétil perdera força atravessando uma bandeira de porta e acertara, furando paletó, colete e sendo estacado pela fivela metálica do suspensório. Dentro da sala o Werneck berrava. O anestesista, irmão do quase homicida, viera correndo para juntar-se a ele. O Rivadávia que auxiliava, precipitara-se para ver do que se tratava. O operador só, continha as tripas da doente que acordava enquanto a Irmã Rosnata desmanchava o Tredelenburgo. No corredor continuava o corre-corre e o falatório dos alunos. Creio que fui o primeiro a readquirir a cabeça. Corri para o do revólver, fi-lo meter a arma no coldre que lhe pendia do cinto e disse-lhe – desça a escada que dá no Otaviano, atravesse o jardim, suba perto do Libânio e saia pela porta da frente com ar natural; vamos! musque, suma-se, homem! Ele e o irmão fizeram como eu aconselhava. Depois fui de colega em colega pedindo encarecidamente – desapareça, mas já, rapidamente, porque assim não haverá testemunhas e o Werneck não poderá apurar nada!

O Anfiteatro

fica tudo por isso mesmo! Faça isto, pelo amor de Deus! rapaz! não houve morte e não há mal em se encobrir semelhante escândalo! Fui bastante persuasivo. Fez-se o deserto nos corredores e não havia sombra de testemunhas quando eu subi para o balcão envidraçado da sala de cirurgia. De cima vi um Werneck já acalmado, que acabava a operação, auxiliado por um Rivadávia trocado de aventais relavado de mãos, mudado de luvas que auxiliava, enquanto a Irmã Rosnata dava a anestesia por finda e retirava o Ombredanne da cara da doente – a única que não vira bulufas e ali estava nariz e queixo besuntados de vaselina, língua de fora segura por uma pinça. Quando o Werneck acabou o último ponto, deixou o auxiliar fazendo o curativo, tirou o gorro, a máscara, o avental de cima e preparou-se para sair da sala. Desci a escadinha e encontramo-nos no corredor. Quando ele me viu, começou a rir e fazendo alusão à velha anedota do borrado de medo, disse-me: se sangue fede, estou todo fedido. Riu mais e entrou no seu gabinete onde logo penetraram o Rivadávia, o Lucas subindo do ambulatório, a patologista alemã com um laudo de exame, a Rosnata com uma bandeja de café e para onde, empurrado não sei por que demônio, ai de mim! me meti também. Olhei as fotografias da cesariana, a do velho Furquim com o médico estrangeiro, o retrato de Lawson Talt, enquanto se comentava o ocorrido. Eu, moita. O Werneck encerrando o debate dizia que ia abrir inquérito, que não podia deixar passar sem punição uma falta daquelas: tentativa de morte, desacato ao Diretor da Faculdade, escândalo sem precedentes em dependência escolar. Não podia ficar assim! É caso de suspensão no mínimo de um ano. Foi quando ele saiu um instante até ao corredor. Fiquei conversando com o Lucas Machado e o Rivadávia de Gusmão. Quando o Diretor voltou era outro homem. Estava lívido, tremia dos pés à cabeça, gesticulava incoerentemente, tinha olhos exorbitados e desabou sobre mim. Um dedo oscilante me apontava. Ouvi sua gritaria em rajada. *Vou abrir um inquérito rigorosíssimo, apesar de sua tentativa de dispersar as testemunhas. Sei de tudo. O Senhor é aluno do quinto ano, não tinha nada que fazer aqui, está no meu gabinete de intrometido. Ponha-se já daqui para fora!* Escorraçado! Passou pela minha memória o relâmpago da lembrança do pau-d'água a quem eu fora pedir trabalho, que me desfeiteara e de cuja casa eu fugira sem reação. Juntei esta não revidada afronta à que eu estava recebendo naquela hora, finquei os pés no ladrilho e berrando também, pus-me taco a taco com o Diretor num vaivém de invectivas, numa troca de desaforos, numa insolência que eu mesmo não me conhecia. Era uma de lá e outra de cá – até que o Rivadávia e o Lucas me tiraram da sala. Saí dali aos trambolhões, passei no quarto dos internos, tirei o avental, vesti um paletó e foi correndo que eu tomei a Praça Quinze, Mantiqueira, Carandaí, subi Guajajaras embarafustei por Bahia, invadi a casa do Teixeirão e subi as escadas do mirante onde ele estava instalado. Chorando de raiva, meio desmaiado da carreira, caí numa cadeira e pus tempo até readquirir meu fôlego, beber uma moringa d'água e poder falar. A cabeça me estalava eu tiritava, minha cara pegava fogo. O Teixeira bestificado perguntava o que era? o que era? Quando eu pude falar desabafei numa torrente de palavras para o amigo bocaberta destupor. Ele vestiu-se, desceu comigo, queria que eu ingurgitasse um bromureto com Chico da Farmácia Abreu. Qual bromureto, nem meio bromureto! O bromureto agora é uma boa cerveja, no Simeão. Foi o que eu fiz, respaldando com dose dupla de Steinhäger. Um fogo me nasceu do estômago, se me espalhou no sangue, um grande cansaço foi me amolecendo e bati para a rua Aimorés. Não tive coragem de contar nada a minha Mãe. Almocei, deitei no meu quarto e dormi profundamente até ali suas três e meia. A essa hora, já para a casa do Lucas Machado... Quando acabei de esvaziar meu saco o amigo disse que eu estava exagerando, que o Werneck *era assim mesmo*, que dentro de três, cinco dias estaria tudo como dantes no velho quartel de Abrantes, que eu não fizesse tolices e que fosse incontinenti para meu plantão na Santa Casa. Apesar de eu *não ser assim mesmo* – segui o alvitre do Lucas e fui para a Santa Casa. Meu avental, braços abertos sobre a cama estava como eu o atirara pela manhã. O Grossi que lia, levantou os olhos e com uma calma que acabou de me sossegar perguntou – ond'é quistava? "professor"...

Deixei de aparecer no serviço do Werneck. Uns dez dias depois o Lucas me procurou na enfermaria do Libânio. Levou-me a um canto e como quem oferece um doce disse-me que o Werneck tinha perguntado por mim. Que seria bom eu aparecer. Inteiramente calmo e com a maior clareza respondi ao amigo. Lucas, meu velho: o nosso Werneck pôs-me para fora, desfeiteou-me publicamente diante de você, do Rivadávia e de outros. Sendo assim, eu nunca mais porei meus pés no seu gabinete. Só entrarei no seu serviço para assistir minhas aulas de Ginecologia ano que vem ou como residente, para socorrer alguma urgência de suas doentes. Fiz assim. Logo pensei noutras coisas e na terminação da virada de fim de ano. Vieram os exames. Passei folgadamente só tendo tido plenamente ou distinção. Estava doutorando, o ano acabava, era hora das festas de Natal e do baile de São Silvestre. Antes disso fui a outra solenidade: – a colação de grau do meu irmão Joaquim Nunes Coutinho Cavalcanti. Formara-se com vinte anos e não querendo perder tempo já tinha tudo entabulado para ir para o Oeste Paulista onde ia ficar em Engenheiro Schmidt, distrito de São José do Rio Preto – que não tinha médicos. Nos primeiros dias de 1927 fui levá-lo à estação. Ele embarcava com o Chico Pires que ia para o Rio. Despedimo-nos comovidamente e lá foi ele levando na bagagem um pedaço de nossas vidas. Logo começariam a chegar suas desoladas cartas contando o princípio da clínica, a luta na roça, sua saudade dos amigos, da rua Niquelina. Mal sabia que anos depois eu iria conhecer "as águas, os ares e os lugares" de Schmidt, Rio Preto, Mirassol, Monte-Aprazível...

Meu Ano de Doutorando, como numa preparação para a vida profissional, trouxe-me grandes alegrias e grandes mágoas. Aquelas criadas por mim, para mim, estas, pelo próximo sempre ou quase sempre adversário. Ah! os homens são naturalmente inimigos uns dos outros. Quando amigos – esse estado tem os caracteres da instabilidade dos armistícios. É com melancolia e depois de hesitar muito que entro nesse capítulo. Tive a tentação de pulá-lo. Estaria fazendo o que pode realizar o memorialista – segundo a opinião de Juarez Távora. Memorialista e historiador, dizia ele, são coisas diferentes. O memorialista conta o que quer, o historiador deve contar o que sabe. Não era possível suprimir o que tanto desencanto me trouxe. O máximo que posso fazer é narrar exatamente como foi, sem deixar transparecer meu juízo. O que tem de ser levado em conta é o do leitor que pode julgar – inclusive a mim.

Depois do meu incidente com o Werneck passei a evitá-lo. Se o via vir pelo corredor grande da Santa Casa apressava o passo e batia pique em qualquer dos quartos construídos para doentes particulares, na sala de espera, na sala de curativos, na sala de cirurgia, no Serviço de Raios X, na copa. Assim evitava o encontro e o que com ele pudesse chegar de aborrecimentos. Mas houve um dia em que foi impossível me esconder. Eu já tinha ultrapassado todos aqueles refúgios quando o Diretor surgiu saindo de sua enfermaria e vindo em direção à Portaria do Hospital. Retroceder? Seria ridículo e perceptível. Segui em frente. Disfarçar, fingir que não via? O caminho de ambos não dava largura para tanto. Cumprimentar e arriscar a não ter resposta? Também não. Foi aí que perdido por um, perdido por mil, resolvi arriscar e fitar o bastante rápido para mostrar que estava vendo mas sem demora para não ter ar de desafio ou impertinência. Assim fiz, o espaço de uns segundos e guardei o que via como a incisão precisa de camafeu. Werneck vinha com seu passo de sempre, a volumosa pasta sob o braço esquerdo, o chapéu balançado pela direita. Vestia escuro mas calçava suas botinas de pelica, avermelhadas e polidas como espelhos. Sua cabeça estava, como de hábito, ligeiramente inclinada para baixo e para sua direita. Por cima dos óculos ele me olhava com um jeitão a um tempo curioso, investigante, provocador e sorrateiro. Isto seria o meio de março de 1927, fim de férias. Uma das maneiras de evitar encontros com o Diretor era não ir à missa dominical na Capela da Santa Casa. Deixei de freqüentá-la e *that did it* a meu respeito com as Irmãs e com nosso capelão – um padravaz José, do Colégio Arnaldo. As reclamações da Superiora tornaram-se impertinentes – quanto às minhas horas de sair e chegar. Um dia que eu estava no chuveiro do corredor e cantava sob a espadana – ela esmurrou a porta. Repetiu no dia seguinte. Fui procurá-la e disse-lhe com a maior doçura: Irmã Maximiliana, quero avisá-la de que quando a senhora bater no banheiro trancado, para não fazer esperar a nossa Superiora, abrirei imediatamente a porta. Como estiver. Louvado seja Nosso Senhor Jesus Cristo, Irmã...

Essa guerrinha com as *Servas do Espírito Santo* já tinha seus vinte dias e três passados do meu encontro com o Diretor, quando o Lucas Machado veio procurar-me outra vez, no Libânio. Esse excelente amigo via a situação em que eu estava me atolando e queria a todo custo evitar o pior. Tornou a me dizer que eu voltasse ao cafezinho do gabinete do Werneck. Só comparecer, entrar, sair e com isto ele achava que eu estaria *desculpado* de tudo. Foi quando respondi de queixo duro que não e que não podia pedir desculpas de ter razão. O Lucas foi um dos homens mais bem-educados e cheios de tato com quem tenho lidado. Naquela hora ele percebeu que não adiantava insistir comigo. Logo mudou para outra coisa. Palestrou ali mais um pouco e voltou para sua enfermaria. Passaram-se mais uns dias em que uma espécie de sexto sentido me advertia, fazia-me sentir como se eu estivesse isolado dentro duma campânula de cristal de que bomba possante e silenciosa chupasse o ar disponível. No último dia das férias, última de março, fui chamado a um particular por Júlio Soares, Diretor da Santa Casa. Entramos numa espécie de Secretaria pegada ao quarto dos internos. Havia ali uma penumbra agradável e nunca mais me esqueci da espécie de carteira alta em que nos encostamos eu e o Júlio, para conversar. Uma oleografia do Sagrado Coração, enfeitada com flores de papel de seda, olhava da parede. Fazia-lhe *pendant* um retrato cheio das suíças, também floridas, do Coronel Germano. Ele foi direto ao assunto e ali ouvi que o Werneck exigia minha demissão. Tenho a impressão que não mudei de cor como não mudei de voz para perguntar – por quê? Parece que você se incompatibilizou com ele. Fiz outra pergunta – mas quem é o Diretor do Hospital? Como não tivesse resposta guardei silêncio. Logo o Júlio explicou que não havia pressa, queria apenas que eu avisasse quando fosse sair para entrar em plantão e serviço o meu substituto. Quando eu quisesse... Respondi com as palavras do nosso Imperador: Quero já! Peço meia hora para arrumar meus livros e minha mala. Essa noite meu substituto já pode dormir no hospital. Fui ao São Lucas dar contas de tudo ao Figueiró, voltei ao quarto e informei o Grossi do que se passava. Juntei meus tarecos e fui campear um táxi para os lados do Arnaldo. Quando voltei, a Irmã Magdalena choramingando passou-me o envelope com o ordenado do mês. Fui para Aimorés, relatei tudo a uma Dona Diva solidária e sem comentários e bati-me para o Raul Soares a procurar o Sá Pires para irmos espairecer com o Fábio, em Sabará. E tive a dose de espírito necessário para nada cobrar do Júlio. Éramos uns pré-reconciliados pelas sessões de vitrola que o Juscelino arrumava no porão habitável de sua casa e onde sonhávamos ouvintes – ele, Nonô e mais o Júlio, Odilon Behrens e eu.

Refletindo hoje, cinqüenta e um anos depois destas coisas terem acontecido acho que minha obrigatória solidariedade com o colega do tiro levou-me a praticar ato de sabotagem contra a autoridade do Chefe do Serviço, do Professor e do Diretor da Faculdade que se incarnavam em Hugo Werneck. Eu tinha toda a culpa até esse ponto dos fatos. Merecia ser enquadrado no inquérito que ia se abrir e ser castigado disciplinarmente, de acordo com os estatutos da escola. Mas o nosso arrebatado Diretor ultrapassou, excedeu, extrapolou as lindes de sua autoridade, desfeiteando-me em público e a partir daí a razão passou para o meu lado. E mais leve de culpas se tornou o prato da balança que me tocava – quando o do Diretor se carregou da demissão que não podia me cominar. Primeiro, porque não estava em sua alçada; segundo, porque eu deixara a Higiene instigado por ele e engambelado pela compensação do internato. Vendo minha confiança enganada e minha AMIZADE ludibriada – minha decepção foi profunda. Mais terrível foi o de que escapei. Houve o projeto de minha expulsão da Faculdade e se ela se concretizasse, a lei me vedava matrícula em outros institutos de ensino superior do país. Quem impediu isto foi Rivadávia Versíani Murta de Gusmão* a quem o Werneck deu parte de seu projeto. O nosso Riva dissera-lhe singelamente que ele não podia fazer isto. Primeiro porque não havia motivo. Segundo porque, era simplesmente iníquo – aniquilar-se e ao esforço que eu estava fazendo e exigindo de

---

* Depois de publicada a primeira edição deste livro, informações fidedignas de dois velhos colegas de Belo Horizonte dizem que nesse episódio tive outro defensor caloroso: Carleto Pinheiro Chagas. Um secreto instinto sempre fez de mim um bendizedor de sua memória.

minha Mãe, para chegar ao fim do curso. O homem trastejou um pouco mas acabou atendendo às ponderações do seu assistente. Não se pense que eu estou trazendo o testemunho de colega morto (Riva) e que assim não há prova de ser verdade o que conto. É verdade e invoco para aboná-la os nomes de meus pais que abro como Bíblia e sobre a qual ponho minha mão jurando. O que me espanta até hoje é a desproporção das partes dessa luta. Dum lado o parteiro glorioso, o mestre famoso, o professor cheio de força e o Diretor cheio de poder – homem prestigioso e persona gratíssima da cidade. Do outro lado, eu, inerme, estudante pelintra, "futurista" suspeito, sem eira nem beira ou ramo de figueira – que ia romper o último ano de seu suado, desajudado e perseguido curso, pendurando-se nas unhas de todos os agiotas de Belo Horizonte.

3
MINAS GERAIS*

> *Lá fora o luar continua*
> *E o trem divide o Brasil*
> *Como um meridiano*
>
> OSWALD DE ANDRADE, *Noturno*.

QUANDO O TRENZINHO SAIU ainda estava escuro e um resto de minguante açucarava os contornos das casas, dos matos, com a tênue poeira de sua prata. Logo esse fim de luz branca foi devorado pelo ouro maior do sol que transbordava. O Egon, encostado no banco de palhinha suja, mal sabia da aventura em que se metia e que estava para descobrir Minas Gerais. Apenas um pouco excitado da consciência de se estrear na profissão e realizar primeiro trabalho médico sob sua inteira responsabilidade. Logo o distraiu a beleza do dia prodigioso que nascia e do sol jorrando pelas janelas do carro, ora à direita, ora à esquerda – aos caprichos das curvas e ziguezagues dos trilhos. Tinha sido primeiro a zona já quase rural do Horto e depois Marzagão onde começou o atraso. Ficaram ali uns trinta minutos para nada, parados por parar, o

---

* Texto extraído do livro *Galo-das-Trevas*, Rio de Janeiro, José Olympio, 1981, pp. 123-147.

maquinista manobrando ludicamente – só por manobrar. Afinal saíram num sacolejar de ferragens mais decidido e só estacaram de novo em General Carneiro. O moço médico não resistiu e seduzido pelo requinte da estaçãozinha triangular, pulou na plataforma para admirar a construção. Era uma verdadeira jóia de fantasia arquitetônica e tinha alguma coisa de profundamente mineira nas águas do telhado, ao tempo que de chinesa pelo torreão que sobrepujava o mesmo, redondo, cheio de aberturas, galgando até nova cobertura que nem as de quiosque, que subia em cone e terminava por ornatos que se abriam docemente como copo de lírio ou tronco de efebo. Outro telhadinho uma bola um florão uma haste e o bibelô cintilava na manhã. O mais extraordinário da construção, melhor que o bizarro da casa de três faces, era a medida, o ritmo, a proporção com que suas partes se levantavam. O que terá acontecido? à estaçãozinha de General Carneiro que não vejo há cinqüenta e um anos. Terá sido? tombada pelo Patrimônio Histórico. Modificada? no seu risco. Aviltada? em sua forma. Ou entrou? a picareta progressista para fazer paragem maior.

O trem apitou. O doutor estreante já o tomou andando e ficou na escada do carro até ver sumir o assombro de bom gosto que a distância que aumentava ia tornando mais lindo mais lindo mais lindo. A palavra – gentil – tiniu e ficou tinindo na sua imaginação. Logo veio Sabará e a estação não dava de longe nenhuma idéia da cidade. Ali o comboio parou de novo e ficou perdendo tempo, como que dormindo no silêncio cavado no dia só cortado por assovio chio fino que a máquina soltava sem parar. O jovem médico aproveitou para olhar os raros passageiros. Eram matutos, gente simples, homens de bota-sanfona, de botina de elástico, o ar triste e mal barbeado, fumando seu palhinha resignado e cuspindo no chão. Mulheres envelhecidas antes do tempo, cada sua penca de menino vomitando. O diabo do trem não saía, como se estivesse encantado e o Egon levantou para desentorpecer as pernas. Foi indo até uns bancos adiante, parou perto daquele em que sentara seu guarda-sanitário que desde o início da viagem não levantara os olhos dum livro atochado que sacara da maleta ainda em Belo Horizonte. Então? Seu Anacleto, matando o tempo com um romance, hem? Eu

O ANFITEATRO

também vim munido com *O Crime do Padre Amaro*. Sempre é bom a gente... Logo a resposta em tom respeitoso mas nítido. – Meu livro, Doutor, não é de estórias não senhor. É A BÍBLIA. – E remergulhou na leitura. O periodeuta foi sentar e de longe ficou olhando aquele huguenote taciturno que o Argus lhe dera para companheiro. Ainda mais esta! E considerou que pelo ar sombrio, pela solenidade do aspecto, pela idade, pelas bigodarradas louras – o Anacleto era bem capaz de passar pelo "Doutor" e ele, Egon, por escudeiro e guarda sanitário. Mais de hora em Sabará, mais longas estopadas em Mestre Caetano, José Brandão e foi só às dez e meia que o trem chegou a Caeté. Levara cinco horas para cobrir os 47 quilômetros da distância – escritos a tinta negra na parede da estação. O Presidente da Câmara, Doutor Israel Pinheiro da Silva estava esperando nas pedras da plataforma.

Nascido em 1896, esse filho do velho João Pinheiro, ia, na ocasião, pelos seus trinta e um para trinta e dois anos de idade. Era um moço alto, magro, rosto fino que repetia, como o de quase todos seus irmãos, os traços e o nariz que estão nas fotografias conhecidíssimas do Presidente de Minas. Era pálido e pertencia ao grupo arruivascado ou alourado dos filhos do último – representado por Helena, Paulo, Virgínia e José (Zezé). Os outros eram morenos e destes só diferiam do tipo as duas moças que tinham saído à Dona Helena: Carolina, casada com o Juquinha Fonseca e Marta, com o João Cláudio de Lima. O Israel tinha expressão entre dormente e sonhadora que era a cortina mineira atrás da qual se escondia o homem inteligente, de espírito pronto, sempre disposto ao chiste e à boa risada. Egon conhecia-o muito bem da casa de sua mãe. Não podia dizer que fosse seu íntimo, nem mesmo amigo mas para suas relações era lícito usar um termo que só os mineiros entendem. Tinham muito costume – no sentido de encontros freqüentes, muita conversa e cada um gostando dos casos e das estórias do outro. Foi da boca do Israel que seu irmão João, o Nava e o Egon tinham ouvido, abancados no *Bar do Ponto*, pela primeira vez, o nome de Einstein e uma explicação vertiginosa da Teoria da Relatividade. Tudo isto e mais as sessões de tiptologia e mesas giratórias em que ele comandava a cadeia – para interrogar o espírito dos mortos.

Muito risonho Israel interpelou o conhecido sobre ao que vinha a Caeté.

– Uai! sou o médico que a Saúde mandou a seu pedido para ir ver os tifentos de Taquaraçu.

– Então você já está formado ... Meus parabéns. Ondé que tá sua bagagem?

Apresentado o Seu Anacleto que montava guarda junto à mesma e aos malões do material sanitário. Logo o Israel introduziu na conversa certo Agatão Tranqüilo.

– O Tãozinho agora vai levar essa bagagem e o Seu Anacleto para o Tinoco, onde vocês dormem hoje. Amanhã cedinho saem para a zona pesteada. Nós dois almoçamos depois. Agora vamos direto à casa dum empregado da Cerâmica. A mulher dele tava grávida de gêmeos. Pariu há três dias menina morta. Dèpois engastalhou e não há meio de soltar a outra criança. Tem uma curiosa fazendo tudo – vamos ver agora se você dá jeito.

– Mas pelo amor de Deus! Israel. Eu num sou parteiro ...

– Cumé que não? Caeté não tem médico, você é o único à mão e fica sendo parteiro quer queira quer não queira. São ordens do Presidente da Câmara.

Seguiram uma rua vazia, o Israel às gargalhadas, o médico estreante espavorido e atraído pelas caras curiosas e tímidas aparecendo e logo sumindo nas janelas. Ia aterrado, pensando nas encrencas daquele parto empenado, nas possibilidades trágicas dum mau pé, das apresentações agripinas, das providências de braço. Sentia-se perdido diante daquela primeira paciente que lhe aparecia depois de formado. Que merda de batismo ... Chegaram finalmente à casa. O moço sucumbido tirou o paletó, a gravata, arregaçou as mangas e olhou a pobre parturiente. Era uma mulata magra, cara de sofrimento, beiços pálidos, uma roseta de febre em cada face. Respondeu que tinha vinte e nove anos e que já tivera cinco filhos em partos normais. Aqueles dois é que... A parteira era uma negra velha que foi buscar o que pedia o médico. Veio com uma bacia de latão, cheia dágua quente, um pedaço de sabão português. Agora, creolina, não tinha não. O Israel saiu correndo para comprar. Enquanto isto o parteiro improvisado fazia exame sumário, auscultava, percutia, palpava e depois tomava o pulso rápido da cliente que o diabo lhe mandava. Chegou a creolina. Ele lavou primeiro as mãos durante tempo – água e sabão. Mandou a negra jogar fora e trazer bacia com água limpa. Creolina na água e desinfetou as mãos naquela barrela esbranquiçada que enchia o ar do quarto com seu cheiro forte a ácido fênico e creosoto de faia. Àquele bafo de remédio o Egon aprumou, sentiu-se seguro, mandou tirar as cobertas e que a parteira arreganhasse as pernas da paciente. Um cheiro a mulher suja e a podre dominou o da creolina. O Egon olhou. Estava um negócio inidentificável. Debaixo da moita espessa dos pentelhos colados uns nos outros e pregados à pele do baixo ventre, virilhas e entrepérnios por suores, água aniótica do primeiro parto e lóquios – estava alguma coisa edematosa, esfolada, verdoenga e equimótica parecendo casca de fruta podre rachada de fora a fora. Pela fenda escorriam imundícies sanguinolentas e dela brotavam folhas. Do meio saía um fiapo de umbigo ressecado feito tira de couro fina. O médico chegou perto. Eram folhas, mesmo, úmidas e emurchecendo. Apontou a alcachofra à negra velha.

– Que diabo? de folhagem é essa ...

– Ela tá atafuiada, doutor.

Atafulhada? O médico compreendeu melhor quando teve a explicação. A vagina da parturiente estava cheia, entupida, atochada de folhas apertadas de urucum. Foi informado também que era um verdadeiro porrete pra menino atravessado e parto engavetado. Superior. Fazia vir tudo depressa. Havia de ser medicação analógica – pensou ele – a baga do arbusto sendo deiscente e soltando seus caroços assim que abria.

– Vamos tirar isso tudo...

Foi removendo aquelas folhas em forma de coração, sacou um punhado delas apertadas umas às outras como couve na hora de cortar. A pobre coitada estava como que arrolhada. Atafulhada. Desobstruída começou a deixar sair uma baba grossa e suja pelas partes. O obstetra improvisado reclamou um irrigador. Não tinha. Foi ainda a preta velha que disse que ia pedir emprestado o da Dona Nercinda. Vinte minutos depois voltava com recipiente, borracha e pipo de ebonite. Tudo pra ferver numa lata grande. A lavagem ajudada pelo Israel que levantava o vaso, trouxe mais folhas, como que mastigadas. O Egon mandou encorpar o soluto de creolina, chacoalhou novamente as duas mãos na bacia e foi ao toque. Meteu indicador e médio – o mais que pôde. Sentia um calor, uma pressão como se estivesse enfiando os dedos em toucinho quente. Dentro daquelas paredes edemaciadas ele procurava inutilmente o colo. Pediu uma lata nova de azeite, que a lavassem com água e sabão e furassem com prego de ponta esbraseada na chama. Foi ainda o Israel que se encarregou da operação. Aí ele estendeu bem a direita e que despejassem na palma e dorso. Bem untados, os dedos foram reunidos na clássica "mão de parteiro" e o Egon a enfiou vagarinho na loca. Lentamente chegou até a uma espécie de bola mole que segurou de leve para identificar. Parecia um limão-de-carnaval, alguma coisa elástica esquivando entre os dedos, amolgável, renitente. Pega que pega, aperta que aperta, toca que toca e o troço rebentou e veio um esguicho de água que eram as do segundo bolso herniado, estourado pelas manobras. Logo depois o doutor olhando o ventre viu que sua parede mexia numa sucessão de ondas. Palpou e sentiu as contrações da madre.

– Ela entrou em trabalho de parto. Agora vai andar depressa...

Foi, de não dar tempo nem para um segundo toque. Veio lá de dentro uma espécie de peixe que, ao acabar de sair, o Egon verificou repugnado que era um monstro anencéfalo. Bom, que morto. *Vade retro* – pensou. Esperou um pouco e passou à segunda parte do drama. Delicadamente e depois com mais força procedeu ao Credé. Recebeu nas mãos as secundinas, viu golfar sangue agora vivo e radiante, que o mesmo já se estancava à tonicidade readquirida daquele útero. Inspecionou a placenta e membranas. Pareciam inteiras. Mas e os restos? do primeiro bolso... Depois, enquanto lavava as mãos na calha do terreiro, o Egon dizia ao Israel que a pobre mulher não escapava duma infecção, que era melhor removê-la para o *Pavilhão Semmelweiss da Santa Casa* de Belo Horizonte e que ela depois devia ir para a enfermaria do Werneck. Coser o períneo. Fazer uma *bitola estreita* – esclareceu rindo, ao Presidente da Câmara. O moço médico estava bestificado e encantado do jeito sacerdotal e paternal com que o Israel exercia seu cargo – assistindo e ajudando até em parto, cheio de naturalidade e caridade simples. Para adiantar um pouco o caso, vamos contar que vários dias depois, voltando da zona tifenta o Egon fora à casa da sua paciente. Encontrou-a lavando roupa, rindo muito e logo correndo a passar um café pros doutores. Não tivera infecção nenhuma, não senhor! e não queria saber de ir coser em Belo Horizonte.

– Precisa não, doutor. Já fica caminho aberto pra outro... Corrimento? um restinho. Igual ao que tinha antes... Vai com Deus, doutor...

– Fica com Deus, minha filha...

Precisava mesmo não. Ia ficar larga e úmida, o marido que nadasse naquelas amplidões. Ficar conirrota como as outras do interior, nas zonas onde não havia médico ou, se este havia – não havia mesmo é Medicina.

Eram quase três horas quando o médico e o Israel chegaram ao Tinoco, ao *Solar do Tinoco* – propriedade dos Pinheiro. O Egon admirou a beleza e a dignidade arquitetônica do casarão, sua varanda central, as escadas. O Israel explicou que tinha sido do Barão de Cocais e o doutor subiu, emocionado de ir pondo os pés nos degraus velhos que haviam, tantas vezes, de ter suportado as pisadas de sua gente Pinto Coelho da Cunha. Almoçou com o dono da casa que enquanto comia explicava como seria a viagem. Sairiam às cinco da manhã, ele, Egon, Seu Anacleto, bem-montados e guiados pelo seu empregado Agatão Tranqüilo, chamado geralmente só de Tãozinho. Iam outros dois camaradas, Polidoro e Balbino. A tropa ficava assim, constituída de cinco cavaleiros e da besta de carga para a bagagem sanitária e a de cada um. Está bom? o jovem médico não teve nada a acrescentar e os dois saíram para dar uma olhada no Caeté. Foram primeiro à Cerâmica. Depois à Matriz em cujos beirais, torres e cornijas o René Guimarães, cada vez que vinha à cidade, fazia suas sortes e acrobacias – iguais às de Quasímodo na *Notre-Dame*. Andaram um pouco. Voltaram para o Tinoco ao escurecer. Um cansaço gostoso da viagem, da estréia, do parto, do passeio, amoleciam o Egon. Tomou sólida canja e recolheu-se ao quarto que lhe fora destinado, à direita de quem olhava a fachada, janelas sobre o lajeado pé-de-moleque da frente. Tirou a roupa, deitou e parecia que não tinham nem dormido quando deu com o dono da casa dentro do quarto e abrindo a janela para o dia que nascia.

– Então? Egon... Um quarto para as cinco e tá na hora do café. Depois estrada e boa viagem no lombo do burro.

Quando o periodeuta desceu depois do café, o Israel o acompanhou até ao pátio da frente da casa. As montarias estavam prontas, a besta de carga com as cangalhas arrumadas, as malas e arcas amarradas. O Seu Anacleto, já montado, estava uma figura imponente. Chapéu e gravata pretos. Botinas cruas de elástico, roupa cáqui, cabelos de trigo, bigodeira de cobre – ele parecia uma estátua de bronze dourado chapeada pelo sol. Óculos pretos. Na mão esquerda as rédeas bem-apanhadas e o volume da Bíblia, na direita, a tala. Ao que parecia, o estafermo de metal ia ler durante a viagem. O Egon nunca montara a cavalo e aproximou-se do animal que lhe tinham reservado – assim vagamente inquieto, principalmente porque percebera nos olhos do Israel uma espécie de riso reprimido.

– Não se preocupe, Egon, o burro é macio de sela e bom de boca.

Era um burro preto de *sabat*, um burro de dois andares e queixada bíblica – que lhe tinham reservado. O Tãozinho segurava-o pelo bridão, rente à boca. O Egon meteu o pé na caçamba e içou-se com tanto ímpeto que quase ultrabordou, para o outro lado do bicho. Graças a Deus enganchou, caiu na sela, firmou-se, meteu o outro pé na outra caçamba e afastou os dois o mais possível com medo de impacientar o burro ao contato das esporas de rosetas, denteadas e agudas – que o Israel fizera questão que ele pusesse. Atracou com as duas mãos o santo-antônio da sela mexicana, o que levantou protestos – assim não! assim não! – do Tãozinho e do Israel. Logo o primeiro entregou-lhe as rédeas e o segundo um chicote fino e silvante que o pobre cavaleiro decidiu não encostar nem de longe na sua montaria. Nela assim postado o moço sentiu como que um esquartejamento pelo afastar das próprias pernas – provocado pela espantosa largura do burro paragigante. Daqueles altos contemplou o mundo como de cima dum patíbulo. Mas se aprumou, pernas e esporas afastadas, braços afastados do corpo e a destra sustentando o chicote irrisório. Num suor frio ele viu o Israel lá embaixo, a custo segurando a gargalhada que queria cacarejar. Já o Tãozinho colocava-se montado ao lado esquerdo. O Seu Anacleto desfraldara um guarda-sol que não se lhe percebera, a Bíblia já aberta, apoiada ao santo-antônio da sua sela. Os peões passaram para trás. Num assombro o Egon notou que seu burro virava a cabeça, olhava-o longamente como a tomar alturas da carga. Pensou, numa vertigem: seja tudo o que Deus quiser! e largaram. Correu bem no princípio e o médico já se tranqüilizando ia estabelecendo analogias entre a batida das ferraduras no ferro nas pedras do pé-de-moleque que tiniam sons nítidos e resolutos e os lampejos variados e como que sonoros de tão alegres que o sol fazia nascer das poças dágua e da quina mineral dos pedregulhos, da face das vidraças, dum verde de folha, do amarelo estridente dos girassóis. Essa sinfonia dura-durou enquanto durava o calçamento pedregoso. Assim que chegaram à estrada e às primeiras batidas dos cascos na terra fofa, o burro fez meia-volta, tomou um galope perigoso e voltou à sua base rédeas soltas e o monteiro atracado à sela. Atrás a gritaria de toda a tropa e o galope erudito do Seu Anacleto sempre silencioso. Última forma. O Israel deu novas instruções ao Egon. Que dominasse o animal, não o deixasse abusar, ora esta! que metesse a peia, chegasse as esporas. Pois sim... Tudo nos eixos, todos em posição, a expedição arremeteu novamente. Mas aquilo estava escrito. Tão cedo o filho-da-puta do burro sentiu o chão de terra da estrada, fez outra meia-volta e num galope desabalado voltou ao Tinoco. Foi um espanto e uma galhofa, o Israel não se continha mais. Só que o Egon safado da vida – desceu daquele troço demoníaco que cavalgava e disse que naquele bicho não montava mais. Arre! que o Israel tivesse paciência e arranjasse pra ele outra coisa. De preferência cavalo velho que era trem que aceitava qualquer principiante e não oferecia os perigos do que lhe tinham dado. Ah! não... O Israel confabulou com o Tãozinho, este afastou-se levando o burro para a mangedoura que ele queria e quinze minutos depois veio trazendo pela arreata um rossinante magro e pêlo dum castanho tão claro que parecia cabelo oxigenado. O Israel voltou-se para o Egon.

– Taí o cavalo velho que você queria. Esse serve. É só prestar atenção à balda que ele tem de desmunhecar de repente, dar uma carreirinha e retomar o passo em que vinha.

O moço montou, tocaram e eram suas nove e meia da manhã quando ganharam pela terceira vez a estrada. Não houve nada e foram seguindo o trote do Tãozinho que passara para a frente como lhe competia na qualidade de guião. Dentro de uma hora (com uma desmunhecada do cavalo a cada vinte minutos) o sol sertanejo fez-se presente no médico. Queimava a pele, ardia na nuca, antebraços, mãos; levantava-se do cavalo um cheiro de estrebaria úmida e ele espalhava espuma como se fendesse ondas. As mãos suadas do cavaleiro amaciavam e faziam como que uma pegajosidade que untava as rédeas de couro cru e os dedos que as arroxavam. Um verso subiu à boca do moço – *O sol carrasco nos carrascais* – e um vento transitório e fresco passou como a presença amiga de João Alphonsus. Aquilo não variava e o Egon sabia das horas pela subida do sol que fazia sua sombra e a do animal virem chegando para mais perto. Ele olhava com agrado as silhuetas azuladas cavalo e cavaleiro se projetando no solo e via narcisisticamente a sua, tão magra que era quase elegante, o chapéu meio de lado, a camisa arregaçada até ao braço, os movimentos de vaivém que o cavalo lhe imprimia e cuja projeção era inseparável da sua. Aquele contorno oferecia sugestões vagamente heróicas e eqüestres e o jovem doutor pensava em entradas pelo sertão e em lances guerreiros que faziam-no ver, no desenho sobre o solo, à direita, à esquerda – as figuras de sua gente em bandeira, em guerra, ou em penetração das terras das minas dos matos gerais. À vontade sobre o velho pangaré, ele já automatizara a defesa pronta do corpo e de pernas pés mais firmes nas caçambas a cada desmunhecada. Mesmo perdera o medo de espantar a montaria e acendia à vontade seu cigarrinho. Uma nuvem de fumaça saía também da cabeça da sombra feita na trilha vermelha. *O sol carrasco*... Quase onze horas passaram um riacho, viraram um barranco e apareceu uma venda de beira de estrada. O Tãozinho informou.

– Pára qui pra almoçá.

O Egon deu graças ao Senhor daquela interrupção para repousar o traseiro em ebulição devida ao chouto e aos desmunhecamentos do cavalo. Apeou, mal podendo andar. Manquitolando foi se achegando ao balcão escuro do tempo, do sujo, da madeira roxa que lembrava a cor dos jacarandás. Estava fosco nuns pontos e polido nas beiras, lado de dentro pelos cotovelos do negociante, de fora, pelos dos fregueses. Havia ali uns quatro e logo o Tãozinho foi contando que ele era o médico que ia socorrer o povo de Taquaraçu. Um mulatão grisalho que devia ser o mais velho dos cinco, olhou entendidamente o dono da casa depois que todos tinham se apertado as mãos. Logo o de dentro pôs um copázio alentado em cima do balcão. Era dum branco puxado ao esverdeado, facetado, louça barata mas antiga, o vidro ordinário cheio de bolhas de ar. Encheu até às bordas duma pinga especial dentro de cuja garrafa macerava um punhado de pitanga. Bebeu, primeiro o ofertante, passando em seguida o copo para o médico. Este conhecia o costume e sabia que recusar era injúria grave. Tomou sua talagada e logo um fogo lhe gratificou as entranhas – enquanto ele sentia um retrogosto de açúcar surgindo dos fundos da dureza da cachaça e do aperto que a pitanga conferia. Deu o copo ao Tãozinho, esse ao Seu Anacleto (que, puritano, apenas molhou os bigodes), esse a outro bebedor. Assim por diante, de um em um. O último foi o Balbino que tomou sua marretada não esquecendo de deixar uma boa dose final que derramou no chão: era o gole das almas. Satisfeito com aquela cortesia mineira, o doutor acendeu seu cigarro, sentiu-se livre de todo cansaço e ofereceu a sua rodada – consumida com o mesmo cerimonial. Passou a mão naquele balcão venerável onde se viam presas a prego sem-número de moedas falsas – pratas de 2$000, de dez tostões e quinhentão; cruzados, níqueis de dois tostões, de um; cobres de quarenta réis, vintém, derréis. Tudo liga ordinária de estanho e metal branco, latão. As notas viciadas eram coladas às metades, na parede do fundo – à roda da Folhinha Mariana – com pataracas de sabão português.

Almoçaram numa espécie de alpendre no fundo da casa e o Egon notou pelo declive do terreno que estavam desde cedo subindo as encostas da Piedade. Nunca ele comeria outra vez mexidinho mais gostoso que o que se lhe oferecera. Feijão mulatinho, arroz, quiabo, rodelas de lingüiça, nacos de toucinho. Ao ponto, tudo passado na banha de porco e agüentado na farinha de fubá. Como tomado por onda atávica ele achou natural que a mesa fosse servida pela mulher e pelas filhas do dono do boteco. Silenciosas, cabeça baixa. Naquelas alturas e naqueles cafundós o sexo feminino ainda não tinha lugar à mesa das refeições. Só os machos. Depois doce-de-leite e queijo curado. Café com rapadura. Num bem-estar ele perguntou ao Tãozinho que serra era aquela, longe, na direita.

– Aquele espinhaço todo, doutor, é a ponta da Serra de Cocais que quase emenda com a da Piedade. As duas fazem garganta onde nós vamos passar amanhã. Para trás? É a Serra do Luís Sodré e depois a do Mato Grosso que caminha na direção do Ouro Preto.

Montaram e ao escanchar na sela o doutor sentiu o dolorimento da raiz das coxas, da cacunda, da bunda pisada. O sol vinha de cima e todos iam num silêncio só cortado aqui e ali duma conversinha mole, duma praga à ferroada brasa viva ferrão dos carrapatos que passavam dos animais para a pele dos cavaleiros. O Egon trazia as pernas bem protegidas pelas perneiras de tiras de casimira que lhe emprestara o primo Nelo, sua calça era dum brim grosso e a bicharia que entrava era pelo cós e espalhava-se na frente das coxas, na barriga, nas costas. Ele queixou-se ao Tãozinho.

– A queimação, doutor, é do micuim. A ferroada do rodoleiro. Mas isso a gente tira é de noite. O ardume do miúdo trata com terebintina, álcool canforado. O gancho do grande, tira com alfinetão em brasa. Trouxe tudo, sim senhor. O que não pode é arrancar o carrapato porque ele deixa o dente na pele e é ferida certa com purgação pra mais de mês.

Oh! Minas Gerais...

O Anfiteatro

A cavalhada seguia Minas Gerais acima dentro. O Egon exausto de ser sacolejado, todo queimeritematado do sol, boca gosto de poeira vermelha, mãos pegajosas e fedidas do couro cru das rédeas, corpo de São Sebastião todo furado pela seta dos rodoleiros e ardido da queimadura dos micuins ia entretanto num encanto cavalgando aquele solo ilustre. Dono da geografia do seu Estado, quando o astro ficava bem a sua esquerda ele se orientava e punha no seu nordeste, a Itabira dos Drummond; ao leste, a Santa Bárbara de sua gente Pinto Coelho; ao sul, a Vila Rica do Ouro Preto, dos Vasconcelos; ao sudoeste, a Vila-Nova, dos Lima; ao oeste, a Sabarabuçu dos Lopes Martins e a Santa Luzia, dos Viana. Era como se estivesse abraçado por toda essa gente amiga e mais todos os Pinheiros da própria Caeté cujo solo galopava. Nem precisava mais perguntar ao Tãozinho. Senhor dos pontos cardeais ele identificava por si mesmo os azuis cada vez mais puros das serras do leste – a de Mato Grosso, do Luís Sodré, de Cocais, a Serrinha e a Serra da Pedra Redonda. A oeste alteava-se maravilhento, luminoso, senhoril o dorso cada vez mais nítido e mais próximo da Piedade que a tropa galgara até meia altura. Em demanda da montanha mágica tinham deixado à direita os aglomerados de Mundéus e Penha e só encontravam de quando em vez casinha de sítio, casa de fazenda, palhoças, barracões, botecos à beira da estrada. Tinham atravessado o solo variável e característico do Caeté – zonas áridas de cerrado, terras duras e retorcidas como a vegetação pobre que se fincava – gravetos virados para cima. De vez em quando pastagem menos ruim – jaraguás gorduras – com seus bois sonolentos. Vez eram capoeiras e mesmo matas parecendo intactas donde surgiam as agüinhas e riachos que iam engrossar o Soberbo. Então a tropa entrava num sombreado fresco e todos sofreavam querendo demorar mais um pouco naquele verde balsâmico. Desmontavam o tempo dum cigarro, duma mijada boa ou fumavam nas selas, virando no sentido natural da flexão e extensão das pernas desmanchando a abdução dolorida e cansativa. Ah! o bom cigarro, o chapéu para trás, o gole de água fresca nas guampas... Mas já o Tãozinho chamava, seu cavalo picava à frente e os outros acertavam por sua marcha, seu trote, seu galope. E novamente o cerrado.

Fascinado o Egon olhava a serra da Piedade. De manhã ela estava longínqua, esfumada, como as ravinas que fazem o fundo da Monna Lisa Gioconda. Depois o sol varrera as brumas e ela se vestira do azul polido e claro das montanhas e terras horizontes das *Très Riches Heures du Duc de Berry* – um blau puro oferecendo as gradações agilíssimas do anil na água – muito anil, menos anil, pouco anil. Uma brancura imitava neves avalanchando caudais de prata descendo selargando-se dos pontos mais altos. Sem que perdesse seus azuis o dia, na medida que subia, fazia a montanha dourar onde estivera a prata dos cimos e a essa mistura aurociânica respondiam tons verdes que atiçavam os blocos de esmeraldas que cintilavam nas cristas das encostas. Chegando mais perto, o astro obliquando para trás da serra, permitia seu solo se mostrar sem a doçura inicial de coisa de açúcar e sorvete, antes, e a se eriçar de agulhas e a ficar duro, pedregoso, bosselado, áspero, nos detalhes onde a prata virara ouro e o ouro ferro na medida que a luz paramonteava, transpunha, baixava e fazia o crepúsculo mudar o colorido da tela prodigiosa. Agora, àquela hora e de perto, o solo de Minas Gerais assumia sua carranca de chão de ferro. O Egon padecendo na sela, via sua sombra que se esticava empurrada com a do cavalo pelos raios poentes. O braseiro se escondeu no momento em que as raízes da serra dobram para leste e fazem como a angulação dum paravento. O moço gemeu.

– Ah! Seu Tãozinho, chegamos? ou não chegamos mais... Já não agüento, estou completamente descadeirado...

– Um pouquinho de paciência, doutor, tamo chegando. Só mais um terço de légua...

O Tãozinho e os camaradas estavam lampeiros e frescos como de manhã. O Seu Anacleto, vaqueano dessas viagens a cavalo, imutável. Não suara nem se sujara – mantido pela leitura da sua Bíblia. Afinal o guião mostrou uma casa surgindo mais clara de dentro da treva que aumentava.

– É ali, doutor, que vamos ter janta e dormida. Fazenda do Capitão...

A essa voz o jovem médico despencou da sela.

– Perto assim, Tãozinho, só esses quinhentos metros, vou a pé que não posso mais com esse cavalo...

Os outros foram se adiantando devagar. O Egon foi indo a pé, todo dolorido dos quartos, descambado de costas, puxando aquela porqueira de cavalo amarelo pela arreata. Chegando perto sentiu o cheiro hospitaleiro da bosta do curral perto da casa. O Capitão adiantou-se com Tãozinho para receber o Sô Dotô. Era um morenão simpático, olhos muito verdes, seus quarenta e oito a cinqüenta que o cavanhaque grisalho aumentava. Corte barba de bode e falando com ar disfarçado um "mineiro" dos mais gostosos que o Egon já ouvira. Lembrava a falação do Primo Juquita.

– A casa é sua, doutor, não repare, rancho de pobre...
– Ora essa! Tá tudo muito bom. Superior.

O banho insinuado, o médico foi tomá-lo distante, numa volta de barranco. Um jorro dágua chegavali – intermédio de gomos de bambu imperial abertos de fora a fora. Essas *telhas* embiricicavam umas nas outras fazendo, no extremo a bica grossa que cantava numa pedra lisa. Aquela água lavou-o da poeira, do cansaço, do calor, da secura do ar. O Tãozinho viera atrás com o Capitão que levantava um lampião de querosene. Antes da água e assim que ele viu o moço em pêlo, aproveitou para livrá-lo dos carrapatos grandes. Viera munido para isto dum alfinetão fincado numa rolha de que punha a cabeça em brasa à chama do *belga*. Depois tocava com ele o rodcleiro que encolhia os dentes e caía. Tirou seis pendurados na pele do tronco.

– Pronto, doutor. Agora os que o senhor arrancou coçando, vão dar ferida na certa. Depois do banho – é que vamos tratar as coceiras com terebintina ou cachaça de alcanfor.

O Capitão que iluminara a operação declarou preferir cachaça com fumo de rolo ou mais simplesmente fumo mascado para esfregar. Com licença da má palavra – tem o guspo que também é muito bom. Disse essas coisas estendendo um lençol grosso de americano para enxugar. Vestido, o Egon reentrou na sua dignidade de doutor e voltaram todos para casa. Sentados em bancos em forma de X, ou tamboretes, esperaram que chamassem para comer. Afinal passaram para uma sala de jantar tão desornada como a da frente e abancaram diante de grande mesa de cabiúna sem toalha. O Capitão na cabeceira.

Um mulherio surgiu trazendo os pratos, travessas, panelas. Cabeça baixa, não salvaram nem foram salvadas. Mulher e filhas do Capitão. A comida ficava na mesa e o dono da casa não servia ninguém para não constranger com de mais ou de menos. Como ele ficasse de pé cada vez que tirava qualquer coisa para seu prato, o doutor compreendeu aquela cortesia e passou a fazer o mesmo que ele e todos. Picadinho de miúdo de porco com angu e feijão. Lombo com arroz. No fim uma canja de galinha gorda – gosto enriquecido pelo vinagre. Café ralo adoçado com rapadura. Antes tinha sido um generoso cálice de pinga com os pedacinhos de casca de canela boiando dentro do garrafão. Era da boa e seu grau certo – fazia o rosarinho de bolhas que se encostam por dentro do copinho. Num bem-estar foram para a frente da casa. Noite sem lua mas toda estrelada. Aí o Egon perguntou ao Capitão onde era.

– Qualquer lugar, doutor. O senhor pode seguir em frente, até ficá fora de vistas, chiqueiro adentro. Cuidado pra num trupeçar nos porcos. O quê? que o senhor prefere. Jornal velho? Sabugo de milho?

Numa curiosidade ele optou pelo sabugo. Foi dando encontrões em capados do tamanho de hipopótamos aluídos nas lamas e porcarias do chiqueiro. Aliviou-se bem ao fundo, como se sempre o tivesse feito assim e como se nunca tivesse se sentado numa banca de latrina. Entrou pedindo cama e levaram-no a um quarto que dava na sala da frente. O jovem médico ia encontrando em si gestos e jeitos especiais, precisos como se algum antepassado estivesse reencarnado nele. Dormiu dum sono que varou a noite. Quando levantou é que examinou a cama. Era toscamente feita com quatro segmentos de tronco de árvore, seus quinze centímetros de diâmetro. Essas estacas reforçadas, a meia altura e em cima, por ripas retas. O enxergão era feito de galhos muito direitos pregados nas extremidades. Terminavam em ponta chanfrada e estavam garantidos uns nos outros por amarração feita com fibra de bananeira. Ficava um ótimo estrado. Alto, estreito, comprido. Em cima o colchão atufalhado de palha de milho que se remexia, para ficar macio, pela abertura no seu meio. Travesseiro bom, moldando a forma da cabeça assim que a gente se deitava e se ajeitava. Cheiroso dos caroços de macela que pareciam grãos de chumbo paula-souza miúdo. O café da manhã foi bom como a janta da véspera. Xicrão da bebida rala e pegando fogo. Queijo escorrendo soro. Angu dormido, frito na banha de porco. O moço inda pitou um cigarrinho, negaceando numa conversinha mineira com o Capitão. Mas o Tãozinho chamava com a tropa pronta. Seu Anacleto já montado e de Bíblia – parecia uma estátua eqüestre de guarda-chuva.

– Pois, Capitão, até mais e muito obrigado por tudo. O senhor faz favor de agradecer à dona tamém.

O Capitão despediu-se com ar de repente biscornuto, mais para carrancudo, com aquelas intimidades de moço da cidade mandando recados pra sua mulher. Não era dos hábitos, conforme esclareceu o Tãozinho. O senhor preste muito atenção nisto. Não precisa salvar nem a dona da casa nem as filhas. Nem olhar. E de jeito nenhum falar nada que mostre que está de sentido nelas... Mas já a cavalhada ia longe, renteando aquele fim de Piedade. Ela lá estava com um dorso antediluviano cujas escamas fossem cor de pena de pavão. Finalmente acabou, a tropa desceu um pouco e tomou uma planura mostrando do outro lado, como farol numa entrada de barra, as primeiras cumeeiras da Serra de Cocais que manda ali uma proa como a querer fazer a abordagem da Piedade. Mas as duas, sem força, não se juntam. Entre elas estendem-se as navas caminho de Roças Novas. O dia foi igual ao outro. Aquele rangido de couro debaixo do sol, micuim, o rodoleiro, o mosquitinho-pólvora, aquele ar queimando. Almoço, o mesmo, noutra venda igual à da véspera. Ai! Abençoadas águas frescas dos riachos que vadeavam. Atravessaram Roças Novas de noitinha e foram dormir numa fazenda adiante, de outro compadre do Israel. Tudo igual à outra, menos o banho que o médico tomou dentro dum vasto cocho de gado. Ele sentia-se perdido nas distâncias das distâncias daqueles cafundós do Caeté. Dois dias de cavalo que tinham-no estropiado. Estava que não se agüentava mais e caiu das nuvens quando o Tãozinho deu-lhe a medida do percorrido. Quatro léguas. Duas de Caeté ao Capitão. Outras duas do Capitão a Roças Novas.

– Amanhã mais uma e meia e estamos na Taquaraçu.

Afinal chegou esta amanhã em que o moço se viu e à sua tropa trotando para Taquaraçu. Os dias a cavalo tinham-lhe ensinado alguns truques da arte de montar e sua audácia já ia ao ponto de andar mais depressa, de espertar seu pobre pangaré desmunhecador, quando preciso, a rebenque e espora. Já automatizara certos movimentos de freio e sentia com orgulho a obediência da montaria. Saídos de Roças Novas atravessavam terrenos menos sovinas, zonas melhores de plantação, veios dágua mais abundantes para os peões atirarem as guampas e refrescarem. Também o Egon estava mais moído e corpo todo uma dor só. Cheio de feridas do rodoleiro começando a zangar, feridas na região dos terços superiores dos glúteos, na zona onde a socação da sela faz dobrar a pele que de tanto esticar e encolher acaba em bolha dágua como queimadura e em ferida parecendo corte. O mesmo na parte anterior das coxas, nas zonas que vão esfregando naquela espécie de frontão barroco que guarnece a frente das selas mexicanas e que só servem para judiar. Quatro chagas abertas. Mais outras dos carrapatões. As queimaduras de sol na nuca e antebraços. A dor contusiva da raiz das coxas, das cadeiras, das costas. Corpo sofrendo, seu corpo sofrendo das primeiras machucadelas com que lhe pungia a profissão terrível e que com as canseiras e cuidados da vida toda – devia tornar o médico mais sagrado ao médico. Mas a verdade é que – parafraseando Otto Lara Resende o médico só é solidário com o médico quando aparece o câncer. Assim mesmo, depois do resultado da biópsia...

 Além de mais águas, havia mais capoeirões onde a tropa ia passando. Dentro da mata – os cavaleiros mergulhados num fluido verde como água de aquário. O colorido daquele ar úmido resulta da travessia das folhas verdes pelos raios amarelo-estridentes do sol. Paravam para descansar mais freqüentemente porque o Egon estava no último furo de sua resistência. A sela virara um cavalete de tortura e ele sonhava, vagamente, com os confortos de um silhão, perna enganchada sem fazer força. Disposto a tudo, desmoralizado pelas dores e desconfortos ia falar nisto ao Tãozinho quando ele de repente disparou, numa subida, parou num cocuruto e quando o doutor chegou lá-incima do calvário, ele riu e mostrou um casario pouco adiante.

– Taquaraçu.

À entrada do lugarejo o moço olhou os dois lados da estrada e ficou curioso com a quantidade de escadas feitas de bambu, atiradas e se amontoando perto do barranco.

– Que escadas? são estas, Tãozinho...

– Escada não doutor, andas pra carregar caixão de defunto nos ombros dum adiante, outr'atrás. Na entrada das cidades o respeito manda jogar fora pra chegar no cemitério carregando pelas alças.

Egon contou o número das tais armações de bambu. Umas trinta. Aquilo, num lugar onde o obituário seria dumas quatro ou cinco pessoas por ano, dava idéia da peste que ele viera combater. Um arrepio calouro correu sua espinha. Entraram no lugarejo. Depois duns minutos de ruas vazias deram na quina dum largo. Logo à direita uma velha igreja mineira atestava a antigüidade do distrito. Continuando via-se mais um lado do logradouro cheio de casas quadradas. À esquerda, no lado mais alto, o cemitério onde justamente entrava um enterro de virgem, caixão branco levado por homens de brim escuro, acompanhados por outros que repetiam o jeitão da gente das alças, meninos descalços levando flores, umas velhas embiocadas carregando velas acesas. Rompia a marcha o padre cujo vozeirão irradiava como a vibração doutro sino respondendo ao da igreja – que dobrava a finados. A praça pareceu imensa ao Egon, impressão que lhe vinha das casas baixas, dos muros ameaçadores do cemitério, do sol esmagador que aplastava tudo numa luz que parecia irreal, de outros tempos. Um cavaleiro passou trotando na sua besta perto do grupo que chegava. Salvou e continuou – as ferraduras da alimária tirando aqui e ali, dos pedregulhos um tinido uma chispa de fogo. O Tãozinho retomou a marcha e seguiu em frente até um casarão de esquina.

– Aqui, doutor. Pode apear. Estamos no Major Jacinto, onde o senhor e Seu Anacleto vão ser hospedados. Eu e os camaradas vamos ficar com parentes.

Entrei com o Tãozinho e logo uma senhora se adiantou toda de negro, pálida, cabelos pretos apanhados numa trança de mandarim que lhe escorria pelas costas. Saudou sem dar a mão. Fez gesto que o doutor entendeu ser para acompanhá-la, mostrou porta aberta para um cômodo que dava na sala.

– Seu quarto, doutor.

Ele começou a sentir-se constrangido diante daquela personagem que parecia saída das páginas de *Wuthering Heights* – no seu ar sonâmbulo e de aparição. Sempre com voz sem cor disse que ia mandar trazer o banho e queria saber se o médico punha na água cachaça ou álcool puro.

– A senhora pode mandar mesmo é cachaça. E deixem ficar a garrafa que eu destempero a meu jeito.

Ele nunca tinha ouvido falar em semelhante prática. Depois soube que era pra não apanhar resfriado. Mas naquela hora tinha resolvido dar à aguardente que trouxessem fim mais digno. Sempre sob o comando da senhora com ar de santo-de-roca – parecendo não ter corpo nem carnes sob o vestido preto, entraram três negras e um molecão carregando bacia de cobre areada e mais reluzente que um sol de ouro. O Egon bestificado olhou para aquele objeto de museu. Tinha os quatro pés, as duas alças e uma guarnição na borda – fundidos numa liga metálica mais clara. Pesaria suas quase três arrobas. Puseram no assoalho, rente à cama. Depois vieram as panelas, caldeirões e chaleiras com água saindo do ferver. Um jarro de porcelana azul e branca, sem asa e uma lata de querosene foram deixados com a água fria para dar tempero no banho. Uma cuité boiava. A dona trouxe lençol pro doutor enxugar e o sabão cor-de-rosa dentro duma saboneteira desbeiçada da mesma louça do jarro. Sozinho, fechado, o Egon cerrou as bandeiras das janelas, passou as tramelas. Uma claridade do dia poderoso entrava pelas frestas da madeira e por quadrados vazios abertos como naipes de ouros em cada bandeira cerrada. Uma penumbra enchia o quarto onde o moço distinguia cama de jacarandá tipo gôndola, muito estreita e comprida: podia servir de essa para os ataúdes desmesurados que Daumier pôs na alucinação que representa sua água-forte – *Le Médecin*. À sua cabeceira tamborete tosco com um castiçal de igreja pintado de preto e pó de prata, com longa vela de cera de seus bons setenta centímetros. Um tocheiro para altar ou para velório. A bacia, na semi-obscuridade, parecia uma poça de água sanguinolenta. Despindo, o moço inventariava as injúrias da distância, do sol, da bicharia, dos trancos da alimária no seu corpo. Bolhas d'água nos antebraços. Quatro feridas – duas na bunda e duas na frente das coxas feitas pela sela hostil. As ferroadas do rodoleiro já querendo pustular. O sarampão do micuim. Ainda arrancou três daqueles que sentiu nas costas, sem paciência de fazer cair aqueles bagos de milho com o alfinete em brasa. O corpo todo doendo em cada centímetro quadrado da superfície da pele, em cada osso – daquela surra que durava há três dias. Tomou um consolado gole da aguardente que lhe tinham dado para o banho. Sentiu que suas entranhas acendiam feito tição soprado. Outro, maior, que lhe desceu forçando o esôfago como uma bola de bilhar incandescente. Sentou na bacia. Pensando só no sol, na montanhaolonge de azul e prata cinzenta e outrazul e prata cinzenta... Um pensamento lhe passou – sacana de Argus! mas logo adormeceu no colo líquido daquela bacia beirada de cama onde sua cabeça caiu pesando como se caísse decepada.

Pareceu-lhe decorrido muito tempo, quando a voz do Tãozinho de quarto adentro acordou o moço médico.

– Qué isso? doutor, Afrouxou? Vamos que o Major Jacinto tá chamando prá janta.

O Major era o pai da dona viúva que recebera. Ela não tinha filhos, não tinha irmãos e formava com ele toda a família. Ela iria pelos seus sessenta a setenta, à escolha, pois seu aspecto era de gente sem idade. Velha, era. O que ela tinha de taciturna e alheia, o Major tinha de falador, excitado, comunicativo. Tinha a esclerose cerebral alegrinha e movimentada. Comia sem parar, como se tivesse perdido a propriedade de sentir saciado o apetite. Em dado momento a filha proibia que ele continuasse a devorar, ele parava, começava a chorar, mas à primeira palavra que ouvia dum interlocutor embarcava na associação e tomava os degraus cansativos, infindáveis e colados da fuga de idéias. Dentro desse comboio disparado distinguiam-se caras, pessoas, fatos que aproximados de outros podiam deixar entrever coisas da vida do falador inexaurível. O médico percebeu que seu nome Jacinto radicava-se no do

Brigadeiro Jacinto, seu padrinho de batismo. Por mais que perguntasse não conseguiu saber qual dos dois Brigadeiros Jacintos era o seu – se o Machado de Bittencourt ou o Pinto de Araújo Corrêa. No estribo de qualquer dessas figuras imperiais o interlocutor do Egon largava-se para as campanhas do segundo e mais longe, do primeiro reinado, descrevendo-as desordenadamente, mas com um toque de verdade alucinante que dava como que a certeza de seu testemunho e sua presença em fatos centenários ou quase. Sua idade? O Egon percebeu que ele andava perto dos cem. Que tinha acabado obra que durara dez anos em sua casa e que ia agora economizar pelo menos durante novos dez para outras modificações que levariam no mínimo mais cinco. Tinha assim uma espécie de certeza da própria eternidade. Porque queria casa pronta e preparada para então tornar a tornar estado. Porque, doutor, não posso ficar sem mulher, não posso. Isso até hoje, doutor, potência até ali. Pra dá, vendê, jugá fora. A essa voz a filha silenciosamente foi ao quarto do doutor, apanhou o garrafão de pinga e pô-lo diante do velho. Esse logo encheu meio copo e começou. Foi indo. Mas ao tantésimo gole – terra – e foi levado para seu quarto, como criança, no colo da filha. Essa voltou. O Egon agradeceu, pediu licença e disse que ia se recolher porque estava caindo de sono. A mulher avara de palavras então abriu a boca.

– E durma bem, doutor. Se ouvir barulho de cascos de cavalo debaixo da sua janela, não se incomode. É o Doutor João Pinheiro galopando no largo. Não senhor, não é do filho que estou falando não. É do pai, do falecido Doutor João Pinheiro.

Essa agora! Num mal-estar arrepiado o Egon foi deitar. Apesar do sono que sentia só conseguia, de espaço em espaço, cair numa modorra grossa de que era tirado para um estado de semiconsciência em que ouvia se aproximando se afastando o tropel dum cavaleiro na noite. Mas o som das ferraduras e os estalados da tala sumiram madrugada, varridos pelo primeiro raio de sol. O médico espreguiçou um pouco na cama seu corpo dolorido e ferrado dos bichos, esperou o primeiro barulho dentro de casa para abrir sua porta. Cuidou de si e ao voltar para a sala atentou na mistura disparatada de objetos opulentos e de coisas pobres. Na parede dois retratos a óleo: um velho barbado e uma bela senhora de frente, como numa foto de identificação criminal, os bandós repartidos no meio. Estava em ar de baile, vestido decotado à moda da Imperatriz Eugênia – mas pessoa pudica tinha diminuído a abertura imodesta colando à tela babadinhos de papel de seda recortado que subiam até à raiz do pescoço. Idem, cobrindo os braços nus. Havia um grande espelho numa moldura dourada – aço todo roído. Essas coisas gritavam na companhia de bancos de madeira, tamboretes. A mesma trapalhada na sala de refeições: linda mesa de jacarandá encostada à parede, tamboretes às cabeceiras e banco de madeira crua no lado livre. Um guarda-louça de jacarandá rosado estava cheio de trens corriqueiros, de canequinhas de ágata, de sopeiras ordinárias ombreando com uma terrina de louça da Índia, dois pratos de Sèvres e copos diferentes de cristal. Opulência passada, pobreza atual. Uma estante fosca na sombra – cheia de bilhas, moringas, potes, quartinhas – cujo barro avermelhado pretesverdeava do mofo insistente. Saindo do seu quarto, o Egon viu passar negrinha carregando seu penico duplamente atendido, tampado e o todo decorosamente coberto com a toalha de crochê adequada. A dona apareceu toda de preto, seguida duma mulata gorda. Traziam o café mineiro fervendo, mandioca cozida espalhando fumaça e o cheiro gostoso – manteiga fresca, queijo curado. O Egon encheu-se. Foi à porta e viu o Major sentado fora, quentando sol. Deu bom-dia, não foi respondido. Antes, encontrou no seu o olhar rancoroso do velho que fazia com a mão sinais coléricos de vassimbora, vá prosinferno e continuava a fazer movimentos de boca e bochecha como quem suga. E o moço assombrado deu-se conta que ele estava mamando, com ar empenhado, uma chupeta de criança. Mas já o Tãozinho chegava com os animais e os camaradas. Seu Anacleto saiu de sua toca. Montaram e seguiram pra cavalgar o dia inteiro, comer onde estivessem, voltar pra dormir em Taquaraçu – como o fizeram dias e dias varando todos os sítios, fazendas, choças agrupamentos de casas e barracões em torno de vendas – esboçando a semente de povoados, arraiais, vilas, futuras cidades. Trotaram palmo por palmo tudo que ficava entre os vilarejos de São Félix e Bom Jardim – já quase na Santa Luzia – e as vertentes oeste das serras do Capote e da Mutuca que se dirigem juntas para o norte e o leste, formando com a Serra da Pedra Branca os dois pilares que fazem a garganta por onde se passa dali pra Santa Luzia do rio das Velhas e pra Itabira do Mato Dentro. O Egon dividia-se entre as dores de seu corpo e o deslumbramento daquelas montanhas prodigiosamente translúcidas ao longe e logo opacas e mais duras se chegando perto. No altozul giravam nuvens como anéis de Saturno – ou ficavam imóveis e subidas com'umispuma argêntea de clara batida – ou faziam negativos de degraus se perdendo um pra baixo do outro do outro do outro para os para lá dos horizontes inatingíveis. Longe... Águas fartas desciam em numerosos riachinhos – afluentes que iam engrossar o Taquaraçu pela sua margem direita. Claro. As origens da epidemia cuja pesquisa os cadavalargus – enfatizavam tanto, óbvia. Eram aqueles riachinhos contaminados da terra sem cafoto nem fossa – inda mais latrina! – onde se ia cagar no chiqueiro, na touceira de bananas, nas moitas, nas ribeirinhas. Admirava que só tivesse pegado aquele pedaço do município, sem corrê-lo ladalado sulanorte... Nesse trecho de Minas o citadino Egon teve seu primeiro contato com a gente do interior do Brasil, tão diferente da sua população praieira e capitaleira. Gente perdida, desvivida, pobre, doente e ignorante cuja paciência radica num embrutecimento tão grande que abole instinto de conservação, de defesa – que nela teria o nome de rebelião. Pode acontecer. Canudos é uma lembrança mas também um símbolo de crença nos nossos cuessératamens...

 Na memória do doutor gravou-se a figura do primeiro tifento que ele viu depois de sair de Taquaraçu. Foi numa espécie de casa-grande de fazenda pobre e em ruínas, tudo aferrolhado, num quarto escuro como breu. Um gemido e um cheiro de trampa guiaram-no para o jirau onde estava siderado um homem seus quarentanos. Mandou abrir a janela. À luz que entrou viu corpo tão prostrado que parecia ter sido achatado por rolo compressor em cima da enxerga imunda. Um colchão de palha empapado de fezes. Nu. Trapos para cobrir. Pegava fogo. Sobre a barriga escavada como as carenas, um embrulho de pano com umidades pardas escorrendo: cataplasma de bosta de boi. Os olhos nos fundos das órbitas de sombra mal se davam conta do que acontecia. A caveira dando sinal de querer romper a pele ressecada. As ventas entupidas duma espécie de fuligem igual à que fazia escamas sobre os beiços gretados.

A boca aberta arreganhava mostrando a protusão dos dentes cariados e secos, uma língua de papagaio árida e negra enrolada no fundo das goelas. Deixava sair gemidos que se entrecortavam de pausas. Hálito fecal. O médico primeiro fez limpar o doente, jogar fora a cataplasma, dar asseio ao cacifro e ao jirau. Pensou um instante nos seus tratados – "a língua pregada no fundo da boca, o corpo pregado no fundo da cama" – é, era assim, mas havia mais o cheiro, a vista, o real, o flagrante, o contato com a merda. Naquele tempo não se sabia o que era hidratar um doente. Mas por instinto o Egon viu que estava diante duma espécie de náufrago sedento e mandou que lhe dessem água. Água? doutor. E pode? Pode sim, façam um chá e vão dando morno ou frio. Com rapadura mesmo. Qualquer folha boa serve. Losna mesmo é bom. Como mandava o Argus, Seu Anacleto fez a vacina nos sãos. Trouxe a empolinha para colher o sangue do doente. Era um tubinho de vidro (como os de ensaio, só que menor) com tampa de borracha de que surgia uma agulha de bisel curto comunicando, dentro, para um canudinho de vidro dobrado em ângulo reto e que se encostava a prolongamento oclusivo da tampinha de borracha. Introduzia-se na veia, angulava-se a agulha e o vácuo de dentro puxava o sangue. Faz favor de registrar o nome do doente, Seu Anacleto. Nome, idade, cor, estado civil, naturalidade como está nas instruções. O senhor já conhece. Depois o nome e demais informes dos vacinados. Lavou-se mãos e antebraços longamente com um sabão preto fedendo aos seus ingredientes de sebo, de cinza. Desinfetou-se à falta de álcool, com a aguardente que lhe arranjaram. Ensinou, como queria o Argus, os circunstantes sobre os cuidados a serem dados ao doente e os que serviam para prevenir o contágio da doença. Pela cara dos que ouviam ele viu que eram palavras entrando num ouvido e saindo pelo outro. Aceitou o café. Queria-o fraco, sem açúcar e bem fervido. Foi ver ferver. Tomou um copo da palangana amargosa só pra matar a sede. Montaram e bateram pra outro. O Tãozinho fez a moralidade da fábula.

– Não adianta, doutor... É o senhor virar as costas e eles atocham no doente outra cataplasma de bosta...

Assim o Egon correu aquele canto perdido de casa em casa. Viu menino, menina, mocinho, mocinha, homem, mulher, velho e velha queimando de febre, dismilingüindo nos delíquios, desfazendo-se em piriri ou de tripa presa, melhorando, convalescendo, morrendo. Iam quase todos de miocardite tífica, de hemorragia, de caquexia infecciosa, – outras mortes, mas quase maioria da sede, da fome a que a burrice dos médicos reduzia os clientes. Estavam longe as eras em que a hidratação bem feita, a alimentação adequada e rica em proteínas, os antibióticos tomariam as febres do grupo tifo-paratífico entidades quase benignas. Aquela tropa comia onde podia, às vezes o que havia na casa dos pesteados. Se tinham a sorte de parar numa venda, havia sempre lingüiça pra fritar, farinha pra farofa, ovo pra dita, às vezes porco no sal, umas quitandas, uns pés-de-moleque, pelo menos rapadura. E uma pingota. Matavam a sede com cerveja quente, gasosa, gengibirra de abacaxi, aluá de arroz ou de fubá mimoso. Daquelas águas dali, só no café e bem fervidas. Saúde haja, pensava o médico. Saúde haja para tratar a dos outros. O Egon dava também consulta a doentes de outras doenças que encontrava. Vermífugo para menino de barriga empanzinada. Eu já rezei ele, doutor. Pode rezar, também é bom, mas não deixe de dar o lombrigueiro pra ajudar. Quando o sol chegava nas alturas do meio-dia, uma hora – o Tãozinho dava o toque de volta e sempre por caminho diverso para vir vendo mais gente, mais doente. Pelas cinco da tarde entravam na Taquaraçu para o cerimonial de tirar carrapatos, lavar o corpo, jantar, ver o dia morrer, o acender dos lampiões e bicos de querosene. Para escutar o Major Jacinto. Afinal chegou o dia do Tãozinho dizer que estava tudo dito e que podiam voltar. Refizeram as léguas de até Roças Novas. Daí para o Capitão. Do Capitão para o Caeté. Pouco antes da tropa chegar à sede do município, o Tãozinho galopou. Chegar na frente e "prevenir o Doutor". O "doutor", o Israel, esperava na varanda do Tinoco já pronto para rir do cavaleiro canhestro. Tinha mais gente. Certo ele tinha chamado para gozarem. Devem ter ficado cada um mais andré que o outro, pois quando o Egon farejou de longe a coisa, lembrou que tinha aprendido nas suas andanças uns rudimentos de a cavalo e briosamente tomou as rédeas do seu. Já não era mais o pangaré amarelo, mas montaria decente emprestada pelo Capitão. Pois tomou as rédeas da sua, afrouxou uma, apertou a outra brida, chamou o bicho na espora, cortou ele de tala e fazendo-o ladear levou-o até esfregar a focinheira na estaca onde estava a argola. Desceu da sela airosamente e subiu as escadas de três em três. Isso faz mesmo cinqüenta e um anos que se deu...

O primeiro dia de Egon em Belo Horizonte, de volta do Caeté, foi cheio de sensações e pensamentos de natureza diversa. Primeiro a impressão de doença física que lhe fora dada pelos carrapatos cujas dentadas latejavam da supuração, ardiam aqui muito, ali pouco – como queimadura mais funda, mais leve. Pôde afinal tratar aquilo tudo com pomadas e loções da farmácia e aplicar onde devia os curativos esterilizados. As contusões da sela e do sacolejo iam passando ou diminuindo de doer graças a doses de aspirina. Estava era negro do sol sertanejo. Pele da cara, pescoço, nuca antebraços mãos descascando. Isto era cuidado a Pasta de Lassar. Sentia também como se aqueles dias de a cavalo, sol, comida indigesta, cama dura o tivessem amadurecido para a vida médica. Diagnosticara, tratara, prescrevera, aconselhara, prognosticara, ordenara com autoridade sua. Aqueles poucos dias pareciam-lhe ter durado anos. Ele embarcara calouro e voltava médico – mais do que quando colara seu grau: compartira de dor alheia, sujara-se de vômitos, suores, urinas e fezes de seus semelhantes. Sentia-se solidário. Sua vida participava. E tivera a ocasião de assinar seu nome antecedido do D e do R – Dr – na última linha de seu relatório. Ia entregá-lo ainda àquele dia, ao Cadaval. Paz e repouso lhe vinham de tudo isto.

4
OESTE PAULISTA*

O DIA SEGUINTE DEU AO EGON quatro consultas. Este e os outros dias a mesma média. Ele admirava-se de ter tido clínica de estalo e de estar com um movimento de consultório que com duas semanas dava-lhe de seis a sete consultas por dia, fora os pacientes que se acumulavam no fim do expediente para as injeções, curativos e lavagens. Já lhe tinham aparecido casos de medicina externa: uma fratura de antebraço que ele resolvera com imobilização gessada – ajudado no ato pelo Faria. Muita sutura devida a cortes acidentais, a rixas com foiçadas. Casos de senhoras com atrasos de regras, um mioma uterino que ele mandara para Rio Preto a fim de ser operado pelo doutor Gilberto Silva. Sempre ajudado pelo Faria, fizera uma operação de fimose. Começara tudo bem, no fim ele teve de terminar sozinho porque o respeitável farmacêutico, à vista do sangue, entrara na caroara duma lipotimia clássica. Mas o grosso do consultório eram mesmo os casos de insuficiência hepática, colecistite, prisão de ventre, colite, verminose, dispepsia gástrica, aerofagia e aerocolia, hipertensão arterial, cefaléia, tonteira, zoeira de ouvidos, vertigem, moléstia venérea, nervosismo, palpitação,

* Texto extraído do livro *Círio Perfeito*, Rio de Janeiro, Nova Fronteira, 1983, pp. 211-241 e 257-271.

reumatismo. Paludismo de todas as formas: terçã benigna, terçã maligna e quartã. Vira caso de úlcera de estômago que mandara para o Cavalcanti operar em Rio Preto. Naquele tempo úlcera de estômago e duodeno só conheciam um tratamento – o cirúrgico. Tudo vinha da sentença de Moynihan que virara mandamento: "*In my oppinion the only treatment of a chronic duodenal ulcer must be surgical.*" Generalizava-se. Era raro que o Egon não trabalhasse até cerca de duas horas da tarde. De vez em quando parava um instantinho para descansar e ia até à cozinha do Schiotti servir-se dum café. Fumava seu cigarro, dava um jeitinho no consultório, arrumava a mesa do doente, abria a porta.

– O próximo!

Eram raros os dias de pouco doente em que o médico dava conta deles e terminava a labuta mais cedo que nos outros dias. Mesmo assim não saía do consultório e cumpria religiosamente seu horário. Sua vida tinha de ser cheia de precisão para os pacientes saberem sempre onde ele estava e para buscarem-no na hora em que precisassem. A cidade inteira tinha de estar informada de seus passos. Sete e meia cedo, Barreto. Oito às doze consultório, correio, almoço. Casa. De quatro, cinco às seis, quem precisava dele ia buscá-lo no campo de tênis. Jantar no Schiotti. Rodas do Antônio, do Faria. Novamente casa. Nestes dias de vazante às vezes inexplicáveis ou explicáveis pelo mau tempo ou chuvas torrenciais, o doutor ficava lendo no consultório. Comprara pelo reembolso postal os volumes publicados das clínicas de Ramond que na época faziam furor e vivia por assim dizer a decorá-los. Ou ficava pensando e às vezes tomava uma nota do lhe ocorria, para tornar aquilo como norma de comportamento. Os doentes daquela clínica sem laboratório e sem raio X eram vistos como há cerca de cinqüenta anos os via o doutor Torres Homem. Assim ele tinha de ficar afiado ao máximo para proceder segundo diagnósticos que só se mostravam pela semiologia física. Esses pacientes exigiam e ele lhes dava o máximo de atenção, de argúcia, de finura de exame. Às vezes chegava ao fim de longa inspeção, palpação, percussão, e nada de saber o que era. Tinha ímpetos de sacudir aquele corpo, de gritar-lhe – vamos! diga o que tem, mostre um sinal só, que aí eu deduzirei o resto. Vamos, criatura! Era um estado de interrogação angustiante e quase doloroso em que ele retomava suas questões, refazia o exame etapa por etapa. Uma, duas, três, mais vezes, até ver surgindo um pequeno sinal que lhe permitisse pensar em outros, a procurá-los. Sua conversa com os doentes não o cansava – sempre disposto a levá-la o mais longe que pudesse. Sua inspeção era policial. Dividia o corpo por áreas imaginárias e esquadrinhava uma por uma. Olhava as máscaras como quem quer ir até ao fundo da consciência. Ele se sentia padre confessor, juiz de instrução, polícia perquirindo – era tudo isto, procurando um desenho de vaso, uma manchinha, um mínimo de tumor, uma pigmentação, uma anomalia, uma ausência, um edema – qualquer coisa que lhe desse uma pista. E esta procura furiosa como que estabelecia laços maiores entre o doutor e os clientes, nascia entre eles uma simpatia humana, uma autoridade dum lado, uma dependência do outro. Uma hierarquia médico-doente. Uma amizade era possível. Daí a safra de afilhados que começaria a ter o Egon e de que mais tarde ele lembrar-se-ia como do prêmio para sua atenção e seu desejo de fazer um diagnóstico. Ele, velho, décadas depois, se surpreendia a perguntar-se. Onde estarão? estes que deixaram de escrever, que esqueceram o padrinho e que deles são lembrados num conjunto confuso – com os fragmentos de sua mocidade e de sua vida áspera de médico de roça. As dificuldades encontradas pelo Egon na sua clínica, sem possibilidade de *desapertar para a esquerda* com o álibi dos exames de laboratório feitos, refeitos e repetidos, do raio X em todas as incidências – longe de embrutecerem o Egon, mais o profissionalizavam. Ele sabia que quase sempre era ele próprio a última instância, que o doente dependia dele, que ele tinha de chegar a um diagnóstico, saindo desse sinal, desse sintoma, desses sintomas para um conjunto sindrômico, deste para as hipóteses-diagnósticos que tinham de ser esbrugadas uma a uma, de diferença em diferença, a fim de chegar à verdade, ou perto dela, ou à sua vista. Na sua ansiedade adivinhava a teoria de Becher que ele só leria mais tarde e perguntava às vezes ao cliente. Onde está sua moléstia? Diga depressa onde sente que está doente. Uns olhavam-no apalermados. Outros não e diziam. Ninguém me tira de que o que eu tenho é estômago. Ou fígado. Ou pulmão. Então vamos examinar outra vez essa víscera. E às vezes, muitas vezes, oitenta por cento das vezes uma sensibilidade profunda fazia o doente acertar a sede da moléstia e partindo daí fazer uma luz acender-se para o médico, permitindo que ele subisse aquelas escarpas como esses sujeitos homens-aranha que galgam arranha-céus pelas anfractuosidades das paredes externas. Este diagnóstico laborioso, desarmado de auxílio, era mais doloroso que uma parição. O médico sofria e seu sofrimento o armava de profissionalidade. E como a conversa dos doentes é reveladora! Como todos, mesmo os chatos, se tornam interessantes quando falam de seus males. O Egon sabia dessa necessidade de conversar com o paciente, aprendera isto do Ari e não só do Ari mas de seus outros mestres e amigos – Galba Moss Veloso e Iago Pimentel – que primeiro tinham lhe falado em Freud. Ele tinha lido alguma coisa do bruxo de Viena – *La psychopathologie de la vie quotidienne, Totem et tabou, Introduction a la psychanalyse* – e vira que sem conversa não se chega a nada e que é conversando que a gente se entende... Lera os livros nas traduções da Payot. Não sabia bem por que, mas destas pessoas e destes livros é que viera sua mania de conversar com os doentes, de pesar as palavras deles e depois as suas. As suas. Se todo médico só de sê-lo era educador – então tinha de educar. Para isto não dizer nada em vão. Policiar suas palavras porque elas iam ficar gravadas para sempre no coco dos doentes. A letra de fogo. Então era preciso dizer só a verdade, em sentenças simples e compreensíveis, curtas e precisas, cada uma com um mandamento. Não engrolar, não misturar, não ficar pelo meio. Ensinar. Lembrar que na consulta o maior observador é muitas vezes o cliente – de olho no SEU médico. Equilibrar-se nesse sentimento e procurar conhecer o SEU doente.

 Entre os casos que viu de noite ou de dia na sua labuta, o Egon gravou todos, mas quatro ficaram na primeira linha de sua memória. Um deles foi um chamado de madrugada, uma saída mágica em direção marcada não pela rosa dos ventos mas por um nome: Planalto.

– E para onde me leva? o amigo.
– Um sítio...
– Sítio onde?

– Lados de Planalto...
– Qual é? o caso que eu vou ver.
– Um homem.
– Quêquele tem?
– A febre...

O Egon já sabia. Se o homem dissesse *uma* febre seria estado na dependência de qualquer infecção. Mas dito como era dito – indicando um demônio específico, A FEBRE – era o paludismo, a peste dos charcos, o sínoco do mau ar – malária... O homem de expressão avara abria um mundo de perspectivas para o médico que desistiu de ficar arrancando suas palavras uma a uma. Estava entendido. Ia ver um homem que tanto podia ser um velho, um homem maduro, um adolescente ou um *menino-homem*. E ele tinha A FEBRE leque aberto para as terças, quartã, um paludismo agudo no primeiro ataque, um ataque agudo num paludado antigo, uma febre biliosa, um choque palúdico. Vinha preparado para tudo: trazia na mala as empolas do azul-de-metileno, as de bromidrato neutro de quinina, pílulas de bicloridrato de quinina, as soluções de sulfato de quinina para os adultos e, para as crianças, os solutos de euquinina e de aristoquina. Os próprios sais – sulfato ou bicloridrato – em papéis parafinados de um e dois gramas. No manejo desses símplices estava toda a terapêutica da época, com relação ao paludismo. A noite era de chuva e raios e o Egon distraía-se vendo as paisagens sucessivas deformadas pelo pára-brisa molhado e escorrendo – o pequeno quadro que eles tinham assim borrado e negro à frente e súbito a paisagem se ampliando aos raios que projetavam-na até horizontes da mais extrema distância. Num dado momento parou de chover mas continuaram faíscas e trovões. Atravessavam um vasto planalto esvaziado pelas queimadas da sua mata una e onde iam ser plantados cafezais, algodoais... Não caindo água, o médico pôde abrir a vidraça do seu lado e olhar a escuridão intermitendo-se com o clarão dos relâmpagos. Esses desciam enchendo a terra das pedras de lua boas para todos os males. Vinham serpenteando, num jato único ou dividindo-se em dois, três, em várias direções mas dando sempre terra. Outros ficavam no ar, lá perdiam-se ziguezagaiando os ventos com sua chicotada. Depois deles, a noite se refazia e vinha se quebrar em ondas de encontro aos olhos de quem nela atentava. Por um momento, porque novos relâmpagos coruscavam num silêncio de súbito azul diluído em hidrargírio vivo azougue que logo se apagava substituído pelo estrondo do trovão raivando na treva. Assim continuando e se repetindo se alternando quietude dos ares sua turbulência, negrume que abaixava o zimbório celeste e claridades que davam à gruta infinitos súbitos desenhando-se em proas, asas, flores monstruosas, ancas possantes, continentes, angras e promontórios de suas costas – todas as formas possíveis às nuvens se movendo nos mais altos latejando fugindo galope agressivo de mil patas rompentes. O carro minúsculo chispava rasteiro e o médico, numa alucinação, sentia-se transportado mas como se visse rodas carroceria capota de trás e tudo fugindo como se ele se alternasse dos dois lados da máquina ou de frente só vendo os clarões dos faróis possantíssimos na escuridão e brasa fraca se apagando na hora do fogo tonante. O carro voava e o Egon com ele ora à direita à esquerda, incorporado a qualquer pedra, qualquer tronco fuliginoso e sem folhas da vanguarda logo retaguarda, homem ubíquo dentro e fora do carro imóvel na paisagem disparada sob as rodas – suas quatro rodas. Repente pararam, depois de mais de hora dentro da tempestade. Uma casa luzia e apagava, como dado que aparecesse aceso e sumisse extinto, só permanente a entrada vermelha do lampião de querosene na diluição do aguaceiro que recomeçara. Chovia a potes.

– É aqui, doutor. O senhor desce depressa e corre pra não molhar demais que eu levo sua mala.

Ad extremos morbus, extrema remedia
exquisite optima.

Hippocratis Aphorismi – Aph. 6, Sect. I.

– Entra, doutor. Como demorou e o doente piorando.
– Acabei chegando. Ondé quelistá?

– O senhor entra nesse quarto.

Não houvera cumprimentos e a recepção não era das mais favoráveis. O Egon sem tomar conhecimento meteu-se de quarto adentro. O ar abafado recendia a suor urina bosta e febre. Numa cama de casado jazia uma espécie de gigante. Era um homem ainda novo, seus trinta e quatro anos, moreno – parecendo fulminado sobre o leito. Um suor viscoso o cobria. Estava todo arroxado de cor, cabelos colados, barba crescida fazendo sombra na face. Respirava penosamente numa espécie de sono ruim. O médico abriu um dos olhos e tocou-lhe a córnea perto da comissura: nem piscou. Mais fortemente no outro olho: nenhuma resposta. Pôs sua mão aberta largamente sobre o peito do atleta jacente, apertou, tirou e viu que deixara uma marca mais clara que ia se refazendo cor de violeta, lentamente – como se a circulação estivesse mais vagarosa e o sistema venoso paralisado. Pressão arterial completamente achatada. Temperatura dos dois sovacos a 35,2. O homem só vestia uma calça e o médico mandou que a abaixassem. Meteu-lhe o termômetro de rabo adentro enquanto palpava a barriga. Fígado e baço crescidos sob os rebordos costais. O mais, normal. Tirou o termômetro: temperatura interna de 41 graus. Reflexos abolidos, pulso incontável. Informou-se: era um paludado de há três meses, os acessos vinham dia sim dia não, tava tomando o quinino sim senhor mas só quando lhe dava na telha. Era muito teimoso e dizia que ia ficar curado com o chá de raízes. Ontem sentira-se mal e caíra de tarde com uma tremedeira de quebrar o catre, um febrão que não tinha querido passar. Fora piorando, piorando e de repente não dera mais sinal de si. Era por isto que o irmão tinha ido buscar o médico. Este era o doutor Tartaglioni que não pudera vir, estava muito resfriado, sem poder tomar chuva.

– Ele recomendou o senhor no lugar dele. E o quié quiacha? doutor.

– Acho o caso muito ruim e a vida dele tá perigando. Vou fazer o possível e aí vamos ver. Mandem fazer um café muito forte, uma tinta de café qui é para cristel. É como eu disse, vamos ver...

– Vamos ver, não, doutor. O senhor tem de salvar meu filho de qualquer maneira – disse um velho de barba de bode, ar ameaçador.

O médico teve um apertão no peito e sentiu que empalidecia um pouco. Viu tudo. Quando ele fosse lutar pela vida do paludado estaria lutando também pela sua própria pele. Olhou o velho, olhou outros três homens e duas mulheres que tinha à sua frente – os irmãos do moribundo, sua mulher, uma cunhada, fora ofarrancho dos meninos em que todos tropeçavam. A luta começou com uma seringada: um centímetro cúbico de adrenalina, duas empolas de esparteína e cinco centímetros de óleo canforado no músculo. Não ia dar nada pela boca – que o homem não engolia. Injeção seria com demora. Era um caso de coma palúdico, de choque palúdico, e ele tinha de ser mais rápido que a doença, mais rápido que as injeções e os clisteres de quinino. Passou-lhe na cabeça o processo de Jousset, das injeções traqueais, pela rapidez da absorção do sal e a resposta espetacular ao quinino dado nestas condições. Choque, dizia-lhe uma voz perto do ouvido, choque palúdico, morte certa. Olhou o doente – parecia a estátua de Ramsés II cortada pelos pés e caída a fio comprido nas areias negras das ruínas de Mênfis. Ele não podia perder tempo. Era fazer a injeção traqueal... E só conhecia aquela porra de leitura... Era foda...

– Me dêem uma xícara d'água fervida. Não! o café vai servir é depois.

O Egon percebeu que não podia parar de ocupar-se do doente e pôs-se a agir diante das estátuas de pedra que não cessavam de mirá-lo com bugalhos que não diziam nada de bom. Para ir ganhando tempo retomou pressão, pulso, reexaminou reflexos. Afinal chegou a água fervida. Ele tratou de esfriá-la passando-a de copo para copo. Quando ela ficou em temperatura de corpo, ele separou noutro recipiente assim uns cinco centrímetros cúbicos, onde despejou um e meio dos papéis que trouxera – cada um com dois gramas de sulfato de quinina. Ia injetar três gramas. Fez baixar o travesseiro até debaixo das espáduas do gigante, fazendo salientar bem o gogó. Veio descendo com mão esquerda, palpando até a fúrcula do esterno. Ia enterrar naquele ponto a agulha da seringa carregada, quando lhe passaram pela cabeça o Testut e a famosa anomalia de uma comunicação entre as jugulares – fazendo um H na região anterior do pescoço. O tratadista falava na gravidade de sua vulneração. Mas a hesitação foi curta e o médico – perdido por um perdido por mil – meteu a agulha. Sentiu uma dureza. Procurou mais embaixo, empurrou e deu um suspiro de alívio quando aspirou ar. Começou a injetar devagar. Levou bem uns quinze minutos instilando pouco a pouco, como num gota-a-gota. Quando acabou, retirou a agulha num gesto rápido, apertou contra o imperceptível orifício um algodão com iodo, depois limpou com álcool: nem uma gota de sangue, nenhum sinal de sufusão sanguínea sob a pele. A injeção correra perfeita. Agora passar ao clister. Pediu a seringa de lavagem dos meninos e ia preparar a primeira quando uma das donas trouxe um açucareiro.

– Precisa temperar? doutor.

– Sim senhora, pode pôr bastante açúcar.

Afinal, por que? não. Ele não estava? acreditando na absorção daquele clister e daquela cafeína pela tripa cagadeira. Estava. Então podia temperar porque o açúcar também ia fazer seu bem. Foi feito o clister. O Egon sentou-se ao lado da cama – um suor frio a lhe descer pela espinha – e pôs-se a tomar pulso, pressão e temperatura cada quinze minutos. A noite se alongava e a chuva ia tamborilando ora esparsa ora cerrada na telha-vã daquela casa de caboclo. Uma hora depois da injeção traqueal, o homem estava com pulso perceptível a 110 e sua pressão pôde ser tomada: máxima 9, mínima 7. Para fazer mais alguma coisa o médico injetou outros cinco centímetros cúbicos de óleo canforado. Com hora e meia a pressão estava a 12 por 7 – absolutamente normal e o doente abrindo uns olhos apalermados. Estava melhorando. Aos poucos uma sudação abundante e fluida molhou-o como num banho. Molhou-o de atravessar a roupa, de empapar travesseiro e encharcar colchão... Era evidente que ele estava saindo daquele acesso álgido ou pernicioso dos médicos antigos. Afinal o doente pôde engrolar umas palavras e pediu de beber. Engoliu sem dificuldade um copázio de leite, outro de água pura, encostou-se e dormiu normalmente. A sudação da defervescência ia passando e duas horas depois da injeção traqueal o doente tinha 37,5 de temperatura retal e trinta e cinco de temperatura axilar. Estava sem febre. ESTAVA SALVO e ele Egon também estava salvo. Percebeu isto quando, dia raiando, serviram-lhe um dos melhores cafés com leite que ele já tinha tomado. Café com leite e bolo de fubá que estivera fazendo a mulher do doente.

— Vocês de onde são?

— Nós é tudo mineiro de Montes Claros. E o senhor?

— Mineiro também mas do Desterro.

— Terra muito boa tomém...

— Superior... pois eu sou de lá, graças a Deus.

Foi ver o doente. Parara de suar. Estava deitado de lado e dormia.

— Vamos mudar essa roupa encharcada dele, aproveitar para dar mais água açucarada e deixar ele dormir quieto depois. Ele está fora de perigo e reagiu bem à injeção que tomou na traquéia...

— Onde? seu doutor.

— Na via da respiração, aí pelos bofes — disse o Egon procurando fazer-se entendido.

Falar em via respiratória não dava para ser percebido. Foi quando o moço do volante disse que estava às ordens para a hora que o doutor quisesse.

— Não, ainda não posso sair. O que eu queria era encostar um pouco e que uma pessoa ficasse aqui no quarto sem perder o doente de vista e se a febre subir ou cair me chamar imediatamente. Vou dormir um instantinho dentro do carro.

— Essa não, doutor. O senhor vai é pro meu quarto, assim que mudar a roupa de cama. Dorme com um camisolão meu e almoça conosco. Vou dar as ordens. Cristiiina...!

O almoço foi às dez da manhã. Uma rodada de pinga que levantou os corações e depois a refeição redundante: canja de galinha gorda e prato de frango assado com farofa de ovo. De sobremesa, doce de leite com queijo de Minas. Um cafezinho daqueles...

E admiração das admirações do Egon. O próprio doente, à hora do café, veio vindo do quarto com um ar ainda meio lolê, mas risonho.

— Vim agradecer o senhor e eu mesmo faço *questã* de acertar as nossas conta. Quanto é? seu serviço, doutor.

— Quantos quilômetros? de Monte Aprazível pra cá.

— Trinta e quatro e beirada...

– Então são 68$000 dos quilômetros percorridos ida-e-vinda; 5$000 de uma injeção venosa; 10$000 dum clister de café; 6$000 de três injeções no músculo; 30$000 da injeção nos bofes; e vou cobrar, não consulta, mas assistência médica porque passei aqui a noite inteira. São 50$000. Vamos somar isto. Pera aí, dá... dá exatamente 169$000.

O homem desamarrou um lenço de Alcobaça onde havia um despropósito de dinheiro, escolheu meticulosamente três pelegas de cincoenta mangos, uma de dez, uma de cinco e quatro pratas de dez tostões que passou às mãos do facultativo.

– Está caro doutor, mas valeu. Muito obrigado e vá cum Deus.

– Agora, você vai tomar estas cápsulas aqui, em quatro por dia durante uns dois ou três dias. E trate de comer bem. Quando estiver com forças apareça na minha consulta, em Monte Aprazível, para fazer uma série de injeções de azul-de-metileno na veia.

– E meu chá de raiz? doutor. Jogo? fora.

– Não senhor. Tome o chá e as minhas cápsulas. O chá também é porrete tomado junto com o quinino. Até lá.

– Até lá, doutor.

Toda a família na porta dizendo adeus e o sacana do velho rindo duma orelha à outra. O Egon pensava no carro da volta que ele devia ter salgado mais seus honorários, por conta do aperto por que passara quando o demônio do velho deixara entender claramente que se o filho morresse o doutor também não saía vivo... E depois dera-lhe para dormir seu próprio camisolão cheirando a alfazema... Filho da puta de velho...

O médico precisa duma grande curiosidade de si mesmo e de suas reações diante dos fatos, das doenças e dos doentes para saber se está agindo bem e dentro do interesse primacial do seu paciente. Em outras palavras, deve se analisar em todas as circunstâncias procedendo a um verdadeiro exame de consciência (no sentido católico) ou a uma severa autocrítica (no sentido marxista-leninista). Tanto isto é verdade, que já se inventou a variante médica destas exposições de podres, nos "grupos Ballint". Nestes grupos e na presença obrigatória de um psiquiatra, discutem-se os fracassos de diagnóstico e de terapêutica de cada membro de uma equipe, pelos seus outros componentes, tudo sob a crítica e a regência de um psicanalista. Pois bem, grande número de erros vem do estado de punição que o prático quer cominar ao seu doente por motivo qualquer – principalmente pelos motivos de rejeição pessoal, marginalização e discriminação que qualquer coisa no paciente torna-o passível aos olhos do seu médico. Uma simples antipatia dele pelo caso é o bastante. E como são antipáticos os antipáticos mesmo, os chatos, os pegajosos, os gliscróides, os maníacos, os incuráveis, os repugnantes, os grandes doentes sem mais nenhuma defesa ou remédio e para os quais os canalhas aventam a necessidade da eutanásia. Mas são todos criaturas humanas da importância imensa que cada indivíduo se dá – com todo direito. Cada um pode cantar a letra daquele velho fox – *I'm siting on the top of the world...* Cada doente deve ser julgado pelo como ele se julga e não pelo julgamento que faz dele o seu curão. Ai! do que por motivo qualquer pretende punir o seu paciente, julgando-o – o que não lhe compete. O que lhe cabe, sim, é diagnosticar e em função disto tratá-lo do modo mais certo possível. O outro pólo disto são o diagnóstico a que não se chegou e a terapêutica errada ou dolorosa – tudo dado ou feito com caráter não mais curativo, mas punitivo. Quem sabe um pouco de história da medicina pode julgar perfeitamente deste estado de espírito tomando conhecimento das velhas terapêuticas estercorárias, imundas e dolorosíssimas do passado. Que o triste doente, no seu complexo de culpa, recebia como castigo merecido.

O Egon estudara sua medicina nas épocas pré-analíticas. Freud era o conhecido de um ou dois professores da sua faculdade e duns raros alunos que prestavam atenção ao mundo e às humanidades. Havia doenças que levavam a marginalizar seus portadores. Não vamos falar aqui dos leprosos, dos cancerosos, dos tuberculosos e dos doidos varridos. Só da histeria. O histérico ou a histérica eram altamente discriminados. Pelo aspeto de eterna armadilha que representavam para o medicinante e pela como que malícia com que eles *faziam cair* e desmoralizavam os mais espertos. Daí certos aspectos punitivos das medidas usadas para fazê-los vir a situação normal – aos pacientes vítimas deste estado. Tampão com amoníaco posto diante dos narizes e da boca, gotas de éter sulfúrico no olho, ou injeção de um ou dois centímetros cúbicos do mesmo por via subcutânea – eram recursos clássicos e usados largamente para trazer à realidade; ao terra-a-terra e ao dia-a-dia os tomados pelas fantasias, descompassos, visões, doenças imaginárias, pissicadas, escrúpulos e mesmo ataques formais dos infelizes portadores da "moléstia do temor" e do paroxismo da autodefesa. Esse foi o ensinamento de quase todos seus mestres. De um, homem verdadeiramente superior, ele ouviu história de uma terapêutica que aprovou na época, mas reprova hoje com horror. Por ela foi induzido a posição errada durante vários anos. Tratava-se do seguinte. Aquele grande professor estava sendo literalmente desmoralizado por uma histérica cuja família chamava-o sempre à hora de suas refeições, do seu repouso, do seu sono, de sua consulta – isto várias vezes ao dia. No fim ele colocou na sua mala punhado desses canudinhos de chupar refresco, um troço do goiano e um cachimbo. Na primeira ocasião em que foi chamado preparou uma boa cachimbada e meteu nuvens do fumo que estava fumando, com seu canudinho, profundamente, narinas da moça adentro – enquanto lhe tapava a boca com uma toalha. Uma, duas, três sessões desta terapêutica – tortura pelo sufoco – e a doente entrava nos eixos à simples menção do nome do facultativo. Isso era terapêutica de pânico numa pobre doente – pela própria natureza de sua doença – fugindo constantemente de seu terror intrínseco. E o Egon, em Monte Aprazível, ainda sem ter se desvencilhado desse ciclo de idéias, faria coisa semelhante – de que se vexaria até os anos velhos de sua vida. Praticou contra sua histérica atentado por constrangimento que ele, quando se analisou um dia, considerou dos seus piores atos. Era uma moça de seus vinte anos, que estava a desmoralizá-lo e a ser o incômodo de sua vida – exatamente como a que lidara o professor de Belo Horizonte. Um dia em que tinha ido vê-la cinco vezes, que tivera por causa dela perturbado o movimento de seu consultório, que deixara de ir atender dois chamados, que interrompera duas vezes seu almoço e fazia que agora, durante o jantar, viessem buscá-lo novamente – achou que era demais e passou-se a um tratamento que o envergonha até hoje. Seu único perdão é que ele tinha a histeria numa visão antiquada que não lhe permitia penetrar no cipoal de sofrimentos que é o pitiatismo. Quando conheceu este sinônimo e sua nova conceituação é que pôde esquecer o primitivo que era considerado uma espécie de astúcia do ou da doente e como tal uma infração a ser reprimida. E duma maneira que o doutor Egon, que conhecia os seus tratados e sabia *"qu'il faut ménager autant que possible la pudeur des malades"*, não devia ter empregado porque ofendia sua indefesa paciente nos seus sentimentos mais delicados. Como fosse vizinha do médico, este sabia que ela, na sua vida normal, tinha um noivo. Ele via-lhes, de sua varanda, o casto namoro diante da clássica "sogra" daqueles tempos que no caso era um dragão de tia solteirona que não permitia o menor gesto de ternura. Eles se namoravam pelo próprio movimento – como as flores ao vento sacudindo-se nos hastis. Nos pasmos da grande histeria como eram os do dia que está sendo narrado, havia dentro do quarto da doente a família inteira, mais uma boa platéia de vizinhos e na primeira fila – o noivo sofrendo. O doutor, de entrada, aplicou sua injeção de éter sulfúrico (era a quarta que lhe dava naquele dia) e que resolveu o caso enquanto ardeu e queimou. Passada a dor, tudo recomeçava. Foi quando a lembrança do mestre de Belo Horizonte e mais o Demônio lhe aconselharam o que ele fez. Mandou preparar uma lavagem, ordenou que o noivo segurasse o irrigador ali mesmo, descobrindo completamente a moça, meteu-lhe o pipo e mandou-lhe tripas adentro dois litros d'água salgada. Fez e triunfou porque a donzela aquietou. Fez e recomendou alto que se a coisa recomeçasse chamassem-no para novas lavagens. Não foi mais importunado e exultou no dia seguinte quando a tia lhe disse que pela madrugada a menina se ensaiara para recomeçar e que se recolhera à ameaça que tinham feito de preparar-lhe novo clister e chamarem o doutor Egon. Mas este, anos depois, escreveria essa história sentindo, como dizia, a cara queimar-se-lhe da vergonha que ele tinha imposto à coitada daquela noivinha. E nunca perdoou-se dessa maldade que contava como quem se castiga e se penitencia. E não era para menos...

    O terceiro caso de que o doutor não esquecera um detalhe e que repetia sempre nas suas reminiscências – foi o da sua estréia no manejo do fórceps. Como o do coma palúdico, noturno. Foi acordado por um espanholão que vinha buscá-lo para o parto da cunhada. Mal mal ele entendeu do homenzarrão que o parto começara bem mas, de repente, parara – a paciente sem forças e sem contrações. Deu-se por entendido, perguntou mais nada ao bruto e deixou que ele o conduzisse dentro da noite. Não chovia mas ia chover. Havia um escurão que só diminuía de quando em vez na barra do horizonte, sob a forma de clarões que palpitavam um instante e logo se iam – tragados pela treva. Intermitência espaçada de relâmpagos ao longe. Aqui era o vento solto e quente levantando nuvens de poeira que às vezes se configuravam numa espécie de torre ao rodar dos rodamoinhos. Havia um terror naquela turbulência – como o do rei Lear na tormenta. Parecia às vezes que era o vento que levava o caminhão em que viajavam como se os arrebatasse o poder que levantara o carro de fogo do profeta Elias. A terra e o ar era como se latejassem. E o Egon calado sentia uma inquietação enorme ao lado daquele monumento taciturno que era o homem que guiava. Podia ser um morto, podia ser um arquidemônio na calada da noite feia. Uma opressão era o que se sentia dentro daquele barulho que faziam no ar as pancadas dadas pelo vento. Era o clamor e um urro contínuo de hurvari que chegava na frente e abria caminho para a tempestade que lá vinha no ar. A solidão do médico era total. Infantilizada, sua alma se abria para todos os paroxismos dos medos totais. Num hiato da ventania, estoparam também. No terreiro da casa iluminado pela luz crua dum lampião de carbureto aglomeravam-se uns dez homens. O Egon notou que todos estavam armados de faca ou de revólver. Todos silenciaram à sua passagem para o quarto da parturiente. Sentou-se e começou a perguntar. Era uma primípara de seus trinta e quatro anos, muito gorda. Era loura. Estava exausta; seu trabalho começara há suas boas quinze horas e de repente parara. Sim senhor, perdera muita água e agora estava saindo uma matéria escura. O médico levantou o lençol que a cobria: era mecônio. A cama muito baixa seria imprópria para o parto. Pensou na mesa da sala de jantar mas acabou instalando a paciente num cômodo próximo – onde filas de sacos de café em grão se justapunham até à parede. Fez botar lençóis, improvisou uma cama da altura dum leito obstétrico e mandou que trouxessem a parturiente. Ela veio com seus próprios pés gemendo e clamando pela Virgem do Parto. Foi acomodada. O Egon auscultou o ventre diretamente: o feto estava vivo mas havia sinais de sofrimento. Era preciso apressar aquele parto. Ele foi à cozinha levando seu fórceps, tesouras, tenta-cânulas, sondas metálicas para bexiga, porta-agulhas de sutura e pôs tudo a ferver num tacho enorme. Pediu uma bacia com água morna, tirou de sua mala inesgotável um vidro de magnésia cheio de creolina e temperou a água em solução bem forte. Voltou para pegar algodão e reclamou toalhas de rosto. E mais luz – que trouxessem para o quarto o lampião de carbureto e que os marmanjos do terreiro ficassem com os de querosene. A ação distraía o moço da inquietação daquela tropa armada que o esperara e principalmente da possível necessidade de aplicar um fórceps – o primeiro em sua clínica privada. Seu coração batia rápido e a cara lhe pegava fogo. Tocou. Havia dilatação completa e o feto apresentava-se em occípito-ilíaca esquerda anterior. O parto ter-se-ia dado normalmente com a aparadeira que o ajudava agora, não fosse aquela inércia do útero. Começou pelo mais simples: lavagens vaginais bem espertas e massagem forte do abdome sobre o útero. Obteve umas contrações. A cabeça começava a progredir quando tudo cessou novamente. Apelou para o quinino. Abriu num pires uma cápsula de cinqüenta centígramos e dividiu-a em cinco partes para serem tomadas de dez em dez minutos. Na terceira dose começou a obter boas contrações e a cabeça progrediu mais, insinuando-se no vaginário. Tranqüilizou-se vendo que teria de fazer apenas um parto instrumental baixo. As contrações cessaram de novo. Ele não podia mais esperar e resolveu-se a agir. Para não haver nenhum obstáculo, deu uma tesourada de episiotomia no "vinte para as oito". Num esforço de memória recordou seus tratados, introduziu a mão esquerda e guiado por ela enfiou a primeira colher do ferro. Depois a segunda. Segurou os cabos bem coaptados e começou a fazer pequenos movimentos como quem quer simplesmente *degager*. Lembrava-se da recomendação de mestre Cirne: *o fórceps não é instrumento de tração*. Mas qual recomendação nem meia recomendação: ele só obtinha progressão atrelando-se a ele e fazendo finca-pé nos sacos de café. Afinal alguma coisa veio descendo, a mulher urrava e como um de repente esforço vencido a cabeça do feto pulou como rolha e tão depressa que o Simpson abriu-se, um braço para cada lado e o parteiro sem apoio caiu de bunda no chão. Foi o tempo de levantar-se, passar as mãos na água de creolina e aparar o resto do feto que vinha vindo – tudo de cambulhada. Era homem e o Egon fitou sua face inchada, redonda, vermelha como bunda de macaco ou sol nascente. Entregou-o à parteira, segurou o umbigo opalescente, esperou que as pulsações cessassem para ligá-lo e cortá-lo. Vieram as outras secundinas – placenta normal e membranas inteiras. Golfou um pouco de sangue logo parado pela contração voltando ao normal dum útero reassumido. O Egon deu um suspiro à hora do grito inaugural da criança, logo respondido por um ruído de festa dentro da casa e por um vozeirar de homens e mulheres. O médico lavou-se, enxugou a testa, refrescou com toalha molhada a cabeça, pescoço, têmporas, face. Com mão segura recebeu da do pai seu copo de amontilado para beber à saúde daquele ser humano que ele sacarrolhara: jungido ao instrumento, puxando como se ele, médico, fosse um boi fazendo andar um carro de bois. Olhou a hora – cinco da manhã. Agora caía uma chuva pesada, em cordas d'água verticais, sem mais ventania nem relâmpagos. Chuva de verão que refresca, consola e que apazigua.

– Às suas ordens, doutor – disse um falastrão em quem ele, assombrado, reconheceu o homem casmurro do automóvel.

– Podemos ir...

– Doutor, o senhor manda sua conta para depois...

– Pode pagar na colheita... Só para ficar sabendo: parto com ferro são 500$000, fora o que vai ficar me devendo pela outra visita que eu quero fazer para tirar os pontos. Pode mandar me buscar de hoje a uns dez dias...

– Muito obrigado, doutor.../ Deus o acompanhe, doutor.../ Até a vista, doutor.../ O senhor salvou minha mulher e meu filho, doutor.../ – Bom, bom, deixa eu dar uma palavra à minha paciente e vamos embora. Cumué? o nome dela. Dolores. *Doña* Dolores.

Deu suas instruções a ela, até breve, e saiu no caminhão debaixo da água que escorria generosa e fertilizante. Quando entraram em Monte Aprazível clareava, o dia já se completara. O doutor pensava. O tempo de um bom banho, dum bom café feito pelo Paulo Carlos, doutro no Barretão e consultório. Dormir, fica para depois do almoço.

Outro caso inesquecível, ainda o de um parto. Chamado durante o dia, dentro da cidade. Foi num silêncio de sol alto que ele entrou na casa da parturiente. Ela, e duas velhas. Uma era a mãe a outra a aparadeira. Foi essa quem falou. O Egon sentiu-se tremer e um suor frio brotar-lhe na espinha.

– Doutor, eu fui chamada para ver a moça há uma hora. Não pude fazer nada porque a criança tá atravessada e saiu um bracinho.

A mulher não gemia apesar da cara de sofrimento. Estava descoberta, aberta e atravessada na cama. Dois tamboretes: um pé em cada. O médico vacilando deu num bracinho esquerdo, purpurado da compressão, que saía de dentro da mãe. Ele sabia perfeitamente o que tinha de fazer. Tinha de meter a mão, pegar um pé – *o bom pé* e transformar aquele troço numa extração podálica e de cabeça derradeira. Cabeça derradeira, manobra de Mauriceau, repetia-se ele sem parar. Cabeça derradeira... Tirou o paletó, arregaçou as mangas da camisa, lavou-se, mergulhou as mãos na água de creolina e fez sua tentativa. Com os maiores cuidados e só progredindo de muito leve em muito leve, conseguiu meter a mão. Mas perdia-se lá dentro, não achava o pé que lhe parecesse o bom, sua mão ia ficando dormente, acabou tendo uma câimbra que fê-lo sofrer o diabo – com a sua própria mão presa nas entranhas da pobre mulher onde o útero contraído sobre seus dedos parecia uma armadilha para lobos e raposas. Ele tirou a mão e explicou à mãe e à parteira que com aquelas dores que lhe tinham dado não podia de jeito nenhum continuar o parto e que fossem rapidamente chamar em seu nome o Dr. Benjamim Bretas. Lembrara o Bretas: precisava alguém de toda confiança e esta depositava-a no Bretas porque ele era seu patrício mineiro, quase conterrâneo pela vizinhança de Matias, onde esse colega nascera, e do Desterro que era sua terra. Vinte minutos depois o colega chegava e travando o braço do Egon levou-o para um cômodo onde, dizia às mulheres, ele e o seu colega precisavam conferenciar.

– Então, Egon, o que é? que há.

– Uma procidência de braço esquerdo, meu caro Bretas. Meti a mão, não consegui *o bom pé* e de repente comecei a ter câimbras tremendas nos dedos. Perdi um pouco a cabeça e resolvi apelar para você. Peço encarecidamente que aceite esse caso se quiser me fazer um grande favor, ou tenho de levar tudo para Rio Preto e essa criança vai morrer... Peço o seu auxílio...

– E você chegou a duvidar? de que teria esse auxílio. É minha obrigação. Por você, por essa mulher e pela criança que vai nascer. É já... lavar as mãos...

Pois o Bretas lavou-se, dirigiu-se ao leito e calmo, sem pressa mas sem perder um gesto, um segundo de tempo, meteu a mão, segurou o bom, o boníssimo, o excelente pé. Depois foi ao outro. Enquanto a versão fazia-se o Egon olhava deslumbrado o braço procidente reentrar, já de cor normal e o Bretas passar-se ao Mauriceau e à extração da cabeça derradeira. Entregou a criança, umbigo amarrado, ao Egon para manobras de respiração – enquanto ele recebia a placenta. O médico mais moço segurou firmemente aquele belisco de gente pelo tronco, escápulas, e balouçou-o no ar nos movimentos clássicos da ins e expiração. Finalmente, depois da primeira inspiração estridulosa – foi o grito triunfal de posse neste vale de lágrimas.

– O senhor volta? amanhã – perguntaram as mulheres ao Bretas.

– Eu não, quem vem é o doutor Egon.

– E sua conta? doutor.

– Tudo com o doutor Egon.

Saíram os dois juntos. Em silêncio. Foi quebrado pelo Egon.

– Bretas, você não só salvou a vida desta criança como prestou-me um favor que não sei como pagar. Além disso deu-me a mais linda lição de coleguismo e de ética profissional que eu já recebi. Duvido que venha a ter, de outro, ensinamento igual ao que tive de você... O que posso dizer é que por sua causa e por seu exemplo procurarei, em todas as ocasiões, ser útil aos meus colegas – exatamente ao jeito de que você o foi para mim. Muito obrigado. Não é dito com a boca mas com palavras buscadas no coração. Muito e muito obrigado.

E o Egon cumpriu a promessa feita ao Bretas. Durante toda sua vida, sempre que pôde prestou-lhes serviços. A vários tirou de grandes safarrascadas. Sempre pagando o favor do Bretas. De muito poucos recebeu provas de gratidão. De muito poucos – raríssimos. Foi para casa um pouco humilhado por sua inabilidade como parteiro. Decidido daí por diante a só atendê-los, aos partos, como aparador e se se apresentassem todos em occípito-ilíaca esquerda anterior... Puxa... Mas foi dessa vez é que pensou primeiro em sair de Monte Aprazível e ir para cidade grande onde pudesse exercer apenas a clínica médica. Contou o caso e suas intenções, à noite, ao Tartaglioni – em quem tinha confiança.

– Qué queu tinha dito ao colega. Está aqui a expor-se e se ficar *vai a fossilizarse*...

Nessa mesma noite escreveu longamente ao Adauto e ao Rodrigo pedindo conselhos e a orientação no seu movimento de retirada da roça e retomada do projeto de ir para o Rio. Falou também ao Tavares sobre o caso. Deitou-se um pouco nervoso, custou a dormir, e pela madrugada acordou depois dum sonho pavoroso. O pesadelo era o de um parto, longíssimo da cidade. Ele tinha a impressão de que era uma coisa passada pra lá das barrancas do Paraná, pleno Mato Grosso. A mulher era como a preta sem cara de seus sonhos de menino e desta vez sangrava de esguicho pelas suas vias. Era uma placenta prévia e ele queria agir sem poder, todo preso por câimbras e dormências corpo todo. Gritava e mandava que gritassem pelo Bretas. Era longe demais, respondiam todos. E gargalhavam... O senhor é que tem de fazer esse parto e olhe que se ela morrer... que se ela morrer... que se ela morrer...

E não é? que esse pesadelo pegou de galho, que repetir-se-ia e que acabaria como fixação de vigília, empurrando o Egon para o litoral. Ele ouvia que alguma coisa lhe sussurrava sem parar. *Aqui vai a fossilizar-se*, vai timbora, vaitimbora, você é clínico, você é clínico – nada de cirurgia e de partos! Clínico, CLÍNICO! VAITIMBORA!

Mas tinha de continuar. E não perdia a coragem do seu trabalho e da rotina clínica. E estava bestificado com o que via de paludismo. Conhecia aquela febre de remansos e lagunas podres em todas suas formas. Uma por uma. Nas primeiras etapas da infecção, ainda se conseguia distinguir as curvas características da terçã, da quartã, da febre tropical. Mas depois, com as reinfecções, baralhava-se o tipo febril e caía-se em quadros clínicos que já não permitiam mais que por eles se pudesse dizer o que era produzido pelo *Plasmodium vivax*, pelo *Plasmodium praecox* ou pelo *Plasmodium malariae*. Todos os sintomas foram vistos pelo Egon desde os prodrômicos até aos tardios da cronicidade: cefaléias, dores da cintura escapular e ombros, dores difusas nos braços e nas pernas, calafrios e tremores clássicos, a característica "pele de galinha", febre intensa, pulso cheio ou pulso pequeno e infreqüente, cianose das extremidades, fígado palpável, o baço crescido, as possíveis dilatações cardíacas com sopros incaracterísticos. Formas comatosas, formas perniciosas. O dito, então, "choque palúdico". Febres típicas e cotidianas. O quadro marasmático do paludismo crônico, as ictericias, os vômitos biliosos, as diarréias disenteriformes. Os raros casos de nefrite. As perturbações crônicas da circulação cerebral reduzindo o ser humano a apenas um animal *"paludé jusqu'au gatisme"*. E naqueles idos de 1931, 1932, princípios de 1933 – o Estado absolutamente ausente... Entretanto presente com o delegado, a repressão policial, a coletoria para raspar o imposto... Havia também o juiz que interessava ao médico porque essa autoridade podia intimá-lo para desempenhar obrigatória e gratuitamente o papel de perito médico-legal nos acidentes, assassinatos, suicídios, sedução de menores, estupros, abortos etc. Essa intimação era sempre atendida com presteza e boa vontade, pois era tida como coisa honrosa. Eram uma prova de confiança que classificava o profissional que a atendia – entre os "homens bons" da cidade. Coube ao Egon prestar destes serviços ao Estado, quatro vezes e sempre em casos que o marcaram profundamente e deixando nele mais experiência...

No primeiro, foi intimado para acompanhar um médico legista pedido de Rio Preto, na exumação de cadáver de mulher falecida há cerca de seus vinte a vinte e cinco dias. Limitou-se a seguir com a maior atenção o que se fazia porque teria de assinar o que o médico escrevesse e o caso era difícil. Havia acusações contra uma parteira de ter praticado o aborto que dera lugar a processo. Acusação e defesa, cada uma por suas razões, queriam o branco no preto, desenterramento da defunta e parecer pericial. O julgamento dependia do laudo que prometia ser gerador de polêmica. À hora aprazada o Egon apresentou-se no cemitério e pôs-se à disposição do colega. Este já o esperava de chapéu-do-chile, luvas de Chaput, avental branco, um segundo de borracha, óculos de míope e um eterno cigarrinho na boca. Estava acompanhado dum soldado do destacamento local, do seu motorista, dos coveiros. A sepultura já estava desentulhada até ao meio. Com a chegada do outro perito, o primeiro deu ordens e tudo continuou. Os coveiros atacaram o resto de terra que no princípio apresentava-se seca e depois como que barrenta e escura. Aquilo era umidade dos gases que subiam e se precipitavam – destilando-se na frialdade daquele solo. As moscas entravam de chão adentro apesar das peletadas ou saíam fartas daqueles desconhecidos. O caixão apareceu finalmente e foi amarrado, içado e posto no chão. Dele se retirou um cadáver com tudo colado por um creme grosso: cabelos à cabeça e roupas ao corpo. A roupa foi rasgada a golpes de costótomo e ficou como que forrando o solo onde a defunta tinha sido colocada. Despojada de seus panos ela esplendia ao sol, coberta do moscaréu que zumbia de em tanta quantidade. Foi preciso espantá-las regando o corpo com água de creolina. Com o mesmo ferro que a tinha desnudado o colega do Egon a abriu. O cadáver era o de uma mulher caquética. Parecia uma caricatura e lembrava com seus bichos e vermes uma figura da *Dança macabra* – não a luxuosa de Holbein mas a muito pobre e nua da edição setecentista de Jean Antoine Garnier. Sempre com o seu costótomo (que era o único instrumento de que dispunha o legista) foram afastados os restos de partes moles do tórax, este logo aberto como o abdome. Tudo normal, exceto um útero aumentado de volume, do tamanho, da forma e da cor dum abacate verde. Foi aberto com o sempiterno costótomo – estava cheio de uma matéria escura feito um molho pardo. O legista ainda remexeu um pouco as vísceras com a ponta de sua bengala, com ela tomou a consistência do útero e mandou reintegrar tudo no fundo profundo do chão da cova e tomar a cobrir de terra. Aos poucos os ventos da manhã dourada e fina dispersaram o cheiro de coalhada podre e de queijo Roqueforte que desprendia o pobre corpo. O legista começou a falar.

– Doutor Egon, peço desculpas do trabalho que lhe dei. Vou fazer um laudo completamente negativo. Como o senhor viu o estado de decomposição impedia qualquer conclusão. Os bacharéis que nos obrigaram a esta manhã de cemitério que se fomentem. De acordo? doutor.

– Inteiramente, meu caro colega.

– Quando o papel estiver pronto levo no seu hotel...

– Não senhor! Pelo amor de Deus, doutor, eu mesmo passo no fórum e assino.

– Não há necessidade disto e eu não terei nenhum trabalho porque vou almoçar no Schiotti.

– Nesse caso... Pois então almoçamos juntos. Estará comigo o Antônio Tavares de Almeida.

– Ótimo encontrar o Bibi...

– Que Bibi?

– O Bibi Tavares, como era chamado no Recife o nosso Tavares. Sou pernambucano e seu conhecido de há que anos, meu Deus...!

O segundo caso em que o Egon serviu de perito deu-lhe oportunidade para seguir o raciocínio tortuoso dos advogados, sua capacidade de torcer a verdade e de deixar mal quem a enunciou – quando é preciso para salvar a causa, coisa tão importante para eles como para o médico evitar danos a uma vida. Era a história de sempre: ternuras malsucedidas com uma menor, gravidez, escândalo. O médico como perito, entre os quesitos tinha de responder se houvera defloramento. Ora pois: o laudo foi baseado na gravidez e o médico assinou-o dando o tempo de prenhez e justificando seu diagnóstico obstétrico de probabilidade. Para ele era tão claro o defloramento que nem deu resposta específica ao quesito. Se havia prenhez, houvera foda. Se tivesse sido em virgem, era um defloramento... Pois o que parecera claro ao Egon foi motivo de vitória para o advogado que negava o desvirginamento. Para sua argumentação houvera nenhuma façanha sexual do acusado. Prova é que o médico nem se dera ao trabalho de mencioná-la. Só seria possível essa falta de especificação, não tendo havido violência física contra a vítima, ou se tivesse havido, e o médico não a tivesse verificado, era, então, um descuidado ou um ignorante.

Tal não era o caso, já que a perícia fora mandada fazer pelo meritíssimo senhor juiz de direito por profissional cheio de sabedoria, zelo atenção – entre os outros atributos que faziam dele um ornamento, meus senhores! – um magnífico ornamento da digna classe médica de Monte Aprazível. Disse.

Pois é – disse. E o réu foi mandado em paz e todos, no fórum, riram à socapa do ingênuo doutor Egon que – coitado! – dera um cochilo. Mas com este caso ele aprendeu a redobrar de cautela...

A terceira perícia que ele foi fazer – exame para determinar *causamortis* de um lavrador. Nunca mais o médico poderia esquecer a posição inverossímil em que encontrara o cadáver do pobre coitado. Eram os restos dum indivíduo muito magro, morto com um tiro na nuca. Pois estava como que agachado, um joelho em terra, o outro levantado e agüentando o peso do tórax que apenas vergara e se equilibrava devido a uma distribuição perfeita dos pesos e à sustentação dada pelos dois braços – tocando firmemente a terra. A cabeça, esta sim, estava dobrada e caída de todo. Fora surpreendido pelo inimigo que viera de trás e morrera sem perceber o disparo a queima-roupa. Naquela posição parecia uma das figurinhas agrícolas que aparecem nos sarcófagos egípcios ou reproduzia atitude comum dos jogadores de futebol nas poses fotográficas dos times. O rigor cadavérico surpreendera-o naquele equilíbrio e moldara-o. Só caiu maciçamente e sem mudar de postura, quando o Egon tocou-o para verificar a rigidez... Começara a bater seu arroz manhãzinha cedo. O outro viera coleando em silêncio, qual serpente, e ele não pudera acabar a tarefa daquela jornada. Nunca mais bateria arroz nem carpiria mato com sua enxada. A mulher é que o descobrira transformado numa estátua de pedra cheia de sangue e miolos escorridos – à hora em que viera lhe trazer o almoço. Saíra correndo e gritando. Chegaram os outros trabalhadores que tinham ido buscar o delegado que já estava arrolando testemunhas enquanto o doutor Egon tomava suas notas. Era um dia muito azul de sol muito alto ressequindo e queimando...

Quarto latido. Seria o dado pelo médico no "levantamento de corpo" do moço Gotardo. Ele era oficial de justiça e muito trabalhador. De repente ficara esquisito, não falando a mais ninguém, com medo de ir à rua. Vezes saía, à noite. E nunca mais cortara os cabelos nem fizera a barba. Estava nesse lelê há três meses e numa de suas raras saídas não voltou pra casa. Procuraram no Monte Aprazível inteiro, telegrafaram telefonaram para toda a Alta Araraquarense. Portadores em várias direções. Aquele talhão de mata una das cercanias da cidade foi varado em cada sentido. O Egon é que comentou para o Tavares.

Sumiço de esquizofrênico é, noventa por cento de probabilidade, suicídio. Suicídio de deprimido na maioria é por enforcamento. Ninguém achou o corpo... Pois aposto que passaram aos pés dele na mata sem se aperceberem. Tá em cima, dependurado. Mais umas horas e os urubus é que vão nos conduzir ao desgraçado...

Foi dito e feito. No terceiro dia uma nuvem negra abatera-se revoada sobre o arvoredo. Chegou a notícia para a cidade. O corpo estava sendo comido pelos urubus... O Egon, indicado perito, para lá bateu-se com o delegado. Andaram bastante a pé e ao calor do sol. Seguidos por uma multidão de curiosos entraram na frescura da mata, onde no seu mais profundo pendia duma madeira de lei o corpo do enforcado. Ele pelo visto subira até aquele galho alto com seu rolo de cordas. Amarrara bem o cabo, fizera na ponta um nó corrediço, passara-o no pescoço e deixara-se cair. A laçada anterior suspendia-lhe o queixo e ele parecia um peixe no fio do anzol. Estava hediondo. Era o quarto dia de sua morte e todo ele vibrava e zumbia das nuvens de moscas que se grudavam numa espécie de calda que lhe nascia, empapava os trapos com que estava, pingava. Camisa calça pés descalços. Fora-se-lhe toda forma humana. Pés negros e inchados, ele estufava como um balão de borracha muito cheio. E em torno daquilo havia um clamor sacudido de asas de urubu fendendo os ares eriçados de tanta asa, tanto bico, tanta pata, tanta cauda, tanto pretume. Parecia gravura de Rockwell Kent ou uma cena dos *Pássaros* de Hitchcock. E as aves iam vinham revoavam como a querer lutar por sua presa opima. E foi preciso combater com elas. Os soldados do destacamento foram chamados com suas armas. Com disparos para o ar e gritos eles assustavam um instante os passarões enormes que subiam, iam alto, revoluteavam e voltavam sobre a presa com um bater ceifante de asas um grasnar. Atiravam-se contra a carniça. Os homens recuavam. Um dos soldados a mando do Macedo desfez-se do boné, da túnica, das perneiras e das botinas. Subiu à árvore, desmanchou os nós da corda em cima e foi deixando escorregar o corpo que de repente pareceu mais gordo ali deitado entre nuvens de moscas e um atroar de asas de urubus. O Egon rasgara um pedaço da própria camisa para amarrar diante do seu nariz sua boca – para não engolir não respirar moscas. Tomava suas notas dentro da atmosfera espantosa daquela podridão, protegido por duas praças sacudindo galhos de árvore para espantar as aves carniceiras que pareciam querer atacar também os vivos. Os próprios circunstantes de repente se mexeram para se acercarem como a querer disputar o cadáver das aves. Mas seu objetivo era a corda, a corda de enforcado que é amuleto e talismã contra azar e moléstias. Foi quando o doutor Egon impediu.

– Sargento Hilário! O senhor afasta todo o mundo. Essa corda peça de convicção e pertence à justiça.

Qual justiça nem nada: o que ele queria era apossar-se ele próprio do rolo todo e levá-lo consigo. Seria seu breve para manter-se em forma e encher as algibeiras da gaita... Ousou fazer isto e pô-lo fedendo no terreiro da casa sob os protestos do Tavares. Quando foi depois examiná-la encontrou a parte do nó corrediço toda untada das umidades da decomposição. Fazia mal não. Ia ferver e tirar o perigo daquele caldo pegajoso. Ferveu, deixou no terreiro para secar. Antes não o fizesse: em um dia sua clínica é que secou e deixaram de aparecer doentes no consultório. Era uma vazante. Aconselhou-se com sua lavadeira.

– Essa corda, doutor, é do morto. Isto é ele reclamando. O senhor tem de levar tudo bem embrulhado, abrir um pouco a cova dele e enterrar a corda também...

Essa agora! pensava o moço, essa agora! Mas supersticioso fez o que lhe era mandado. Cedinho lusco-fusco da madrugada. E ainda rezou três ave-marias e padre-nossos do preceito. A clientela imediatamente refluiu.

Além dos desses quatro casos ia haver um quinto latido pericial que o Egon assinaria junto com o Bretas, como logo se verá.

[...]

O PROBLEMA MAIS GRAVE do ponto de vista clínico-sanitário de Monte Aprazível era o da febre tremedeira, febre dos pântanos, malária, paludismo. Os médicos da região registravam metade dos seus casos de consultório e de clínica domiciliar como de paludismo agudo, crônico ou suas complicações. O índice de doentes era enorme e havia lugarejos e aglomerados populacionais do município onde *todos* eram doentes: formas iniciais, subagudas e crônicas – estas revestindo os aspectos mais singulares e indo das de insuficiência hepática simples às de caquexia palúdica, ao marasmo mais completo. Esta situação calamitosa era conhecida das repartições sanitárias do Estado, cada presidente de câmara ou prefeito indo pessoalmente a São Paulo cuidar do assunto, voltando cheio de promessas. Esperava um, dois meses, o tempo passava e afinal era a desilusão e a certeza final de que não obteria nada. A vantagem da administração de Jorge Carneiro de Campos em Monte Aprazível foi de que ele, como médico, percebeu rapidamente que não lograriam neca das cúpulas político-sanitárias e de que combate à febre tinha de ser feito pelo próprio município ou nele toda iniciativa destinar-se-ia ao fracasso tais os prejuízos acarretados pelo mal ao funcionamento da lavoura e das outras formas de vida social – comércio e pequena indústria. Convocados por ele os médicos locais reuniram-se e traçaram um plano de profilaxia que custaria bastante aos cofres municipais. Tinham de apelar também para a boa vontade privada, e da reunião dos médicos passou-se a uma série de reuniões destes e dos "homens bons" da cidade que foram esclarecidos do prejuízo que cada um teria numa atitude de braços cruzados e de que concorrer para o êxito da campanha antipalúdica da prefeitura era um gesto de interesse próprio. Com o espírito empreendedor e progressista dos paulistas (e advenas que se contagiam do clima moral de São Paulo), a coisa foi admiravelmente entendida e teve a melhor repercussão em cada nível da população: todos – dos mais abonados proprietários, dos profissionais liberais, dos funcionários e professores, dos mais prósperos comerciantes aos trabalhadores e homens do campo – compreenderam que a salvação geral e de cada um estava na erradicação do núcleo doente que era como que uma espada de Dâmocles suspensa sobre a cabeça de cada ileso. Resolveu-se designar um médico para chefiar o serviço e o escolhido foi o doutor José Egon Barros da Cunha. Ele imediatamente se pôs em contato com cada colega isoladamente e depois com eles em conjunto. Ficou traçado um plano de quininização, trabalho de campo para retificar os córregos afluentes do riacho São José dos Dourados, do desentulho das margens e da drenagem das zonas baixas de represamento e pântano pela plantação de bosques de eucaliptos. Os grandes fazendeiros, os pequenos e os simples sitiantes forneciam braços para o trabalho das águas, capinagem, desobstrução dos cursos d'água e florestamento quando estes iam se dar em suas terras. Era a precursão dos *mutirões* comunitários tão em moda e assim nomeados nos dias de hoje. O médico fazia campanha junto de doentes e sãos para tomarem o seu quinino curativo ou profilático, e induziu a fazerem o mesmo os farmacêuticos que evidentemente logo aderiram à campanha. O ribeirão foi corrido em grande extensão a montante e jusante da cidade, suas margens foram capinadas e desentulhadas. O mesmo foi feito para cada córrego onde o Egon, improvisando-se engenheiro, fazia as retificações de pequenos trechos. Três dias na semana ele se dava a este trabalho. Saía logo depois do almoço de auto ou de a cavalo e ficava no campo até suas quatro horas da tarde inspecionando diretamente os operários dados pela câmara ou fornecidos pelos donos das terras beneficiadas. Todo o início de 1932 até seu mês de julho foi ocupado pelo médico nessas tarefas que, somadas aos seus afazeres de clínico, dobravam-lhe as horas de serviço. Sua emoção foi grande quando chegaram de Campinas as primeiras centenas de mudas de eucalipto que ele fez plantar nas terras baixas ribeirinhas e nos declives que davam nos álveos do São José dos Dourados e seus pequenos afluentes. Com poucos meses de labuta havia como que a impressão de certa diminuição de casos de maleita e o Egon jamais tivera tempo em sua vida de tanta satisfação pessoal como esse em que ele via como que surgir um resultado da trabalheira que se dava. Tinha o mesmo orgulho e surpresa do floricultor assistindo subir e desabrochar a flor que plantara. Era como jóia delicada e rara emergindo de suas mãos. Do ponto de vista profissional ele tirara vantagem deste trabalho, não só materialmente, com o ordenado que recebia da câmara, como tecnicamente: estudara profundamente a clínica e a profilaxia do paludismo, aprendera para ensinar aos trabalhadores da municipalidade a conhecer as larvas do anofeles e a anulá-las só com a ação desrepresada de uma corrente mais rápida dos cursos d'água. Vira o que o quinino, o azul-de-metileno tinham de bom e o que faziam de mal aos flagelados daqueles paludes. Lucrara na sua prática de campo, convivera com a classe rural. Mas desgraçadamente tudo isto que se lhe acumulava como proveito pessoal e experiência foi-lhe arrebatado de repente. É que a 9 de julho de 1932 explodia em São Paulo o Movimento Constitucionalista. Todas as atividades do Estado estacaram para dar lugar à única possível – a bélica. Para esta tinham de convergir todos os recursos municipais, regionais e estaduais.

Causas morais e materiais fizeram eclodir esse movimento. Entre as primeiras estavam a insuportável ocupação militar do primeiro Estado da federação e o arrocho daí advindo, principalmente depois da tentativa de deposição do interventor João Alberto; a própria nomeação deste "tenente" para tal cargo e o descontentamento que passou a lavrar nas hostes do Partido Democrático, da Frente Única Paulista. Eles começaram a agitar a opinião pública levantando a bandeira da constituinte imediata. Ao lado disto a exacerbação do autonomismo paulista, principalmente depois da investida e incêndio da sede da Legião de Outubro e do ataque ao Centro Gaúcho. Nestas bagunças de rua houve um acontecimento gravíssimo. A morte de quatro estudantes – Martins, Miragaia, Dráusio e Camargo – cujas iniciais dariam nome ao MMDC e que indignou a coletividade paulista. Esta mais se exacerbava ao espírito de revanchismo dos quatrocentões. É preciso, tratando-se desta ocorrência, esclarecer que não havia nesse tempo o ódio de classe que hoje é sentimento tão vivo não só em São Paulo como no resto do Brasil. Ao contrário. Os milionários paulistas eram respeitados e admirados porque sua fortuna estava como que inseparável da capacidade e do espírito paulistas – de que se orgulhava toda essa naturalidade brasileira e os nomes legendários de Botelho, Arruda, Sampaio, Prado, Tacques, Guedes, Penteado, Carvoeiro, Camargo, Bueno, Raposo, Pires, Pedroso, Leme, Cago, Toledo, Lara, Piza, Castanho, Quadros, Godói, Moraes, Preto, Gaia e outros mais – mesmo cobertos de ouro e suando a mais-valia por todos os poros, não eram aborrecidos como símbolos do capital mas queridos e populares como representantes da capacidade, da iniciativa, do progressismo de São Paulo. A humilhação desta classe era uma ofensa a todo o brio paulista. Sendo assim, sua forra seria também a de uma população inteira. Qualquer ação revolucionária contra o poder central seria bem-vinda, pois encontrava um Estado unanimemente coeso e de acordo. Mas havia além destas, morais, causas materiais como o esbanjamento do erário pelos interventores, a política do governo federal com relação ao café – considerada ruinosa pelos técnicos paulistas –, a imposição da taxa de dois por cento ouro ao porto de Santos – sempre liberado desse ônus pelas situações políticas passadas.

Uma conspiração vinha em marcha e se apresentava como um movimento invencível liderado por três Estados da importância de São Paulo, Minas e Rio Grande do Sul. Infelizmente os acontecimentos andaram mais depressa que a trama e a punição do general Bertoldo Klinger por atos de indisciplina fez com que este sublevasse a tropa que comandava em Mato Grosso a 8 de julho, o que determinou a deflagração prematura do movimento em São Paulo, no dia seguinte – 9 de julho de 1932. E o pior é que São Paulo viu-se sozinho, abandonado por Minas e Rio Grande do Sul. Apenas grupos políticos gaúchos e montanheses mantiveram-se num acordo platônico com seu aliado. Coube o comando desta revolução irrompida antes da hora aos generais Bertoldo Klinger, Isidoro Dias Lopes e ao coronel Euclides de Figueiredo. As guarnições federais aquarteladas ao longo da Estrada de Ferro Central do Brasil aderiram à causa paulista. Parece que o grande erro do comando revolucionário – e esta era a opinião de Góis Monteiro – foi não ter desfechado imediatamente uma ofensiva contra o Rio de Janeiro, com todo o peso de seus recursos. A vitória seria inevitável pelo seu caráter de surpresa e pelo estado de perplexidade e pessimismo em que estava o governo federal. A situação era de tal ordem que tem cabimento lembrar aqui "... a informação do general Góis, segundo a qual Vargas, naqueles momentos, pensou em suicidar-se antes de ser deposto, tendo chegado a escrever um 'manifesto à nação brasileira', no qual expunha as razões do seu gesto"*. Parece que não seria bem um manifesto e sim uma carta**.

Esse temor de uma descida sobre o Rio de Janeiro existiu. Dele decorreu todo o plano de guerra do general Góis Monteiro que era o de atacar e imobilizar o Estado sublevado. Assim ele o fez acometer pelas forças do exército e pela polícia mineira na serra da Mantiqueira na região chamada Túnel, perto e sobre a cidade paulista de Cruzeiro; outro grupo investiu o Vale do Paraíba pela rodovia e pela linha da Central do Brasil; um terceiro veio do Sul, passou por Itararé visando a zona meridional do Estado de São Paulo. As tropas revoltosas cercadas passaram a uma guerra defensiva, de posição e desgaste, que lhes foi funesta.

Os momentos paroxísticos e exemplares de um grupo, de uma seita, de revolucionários, de reivindicadores, já têm sido assistidos no Bra-

---

* Jânio Quadros e Afonso Arinos, *História do Povo Brasileiro*, São Paulo, J. Quadros Editores Culturais, 1967, vol. VI, p. 30.

** O compilador destas memórias de José Egon Barros da Cunha tem a dizer que ouviu de Virgílio de Melo Franco a informação de que Vargas escrevera uma carta [sic] em que denunciava o exército brasileiro como responsável por sua queda e sua morte. É que ele esperava ser deposto por junta pacificadora como sucedera a Washington Luís. Isto deve ser verdade porque as coisas entraram nos eixos, no Rio, "com a demissão do general Tasso Fragoso, chefe do estado-maior, e a prisão ou a exoneração de outros oficiais, inclusive de patente superior" – conforme é referido por Jânio Quadros e Afonso Arinos no local citado antes. (N. do A.)

sil. Negros de quilombos, revolucionários de 1824, jagunços de Canudos, legionários da Coluna Prestes, cangaceiros de Lampião. Esses eram homens para se deixarem matar um por um e para os quais uma crença é coisa mais forte que a morte. Os sacrifícios de heróis dessa têmpera de aço fino é que ainda deixam uma estreita margem permitindo que se continue a estremecer estes brasis – apesar de tudo. Ao lado destes instantes de apogeu, já vividos por nós, é preciso colocar como das coisas mais prodigiosas que nos têm acontecido o espírito que endureceu e transfigurou os paulistas de 1932. A encarnação de todos em um e a de cada um na alma coletiva. Na sua capacidade de suportar, agüentar, lutar, bater-se, acreditar, sacrificar-se, ser derrotado pelas contingências materiais e até nisto acrisolar sua crença e levantá-la ainda mais alto no coração. Isto é o que fez o povo paulista nos setenta e quatro dias de guerra que foram de 9 de julho a 20 de setembro de 1932. O que lá se passou nestes quase três meses foi uma honra não só para a velha Piratininga como para o resto do Brasil. Como símbolo, o 9 de julho não pode ser só uma data paulista porque marca um fasto de toda nossa terra.

Este ponto de vista era o do Egon quando tomou suas notas para esta narrativa de memórias. Na época exata do Movimento Constitucionalista suas idéias eram as mesmas da fase da Revolução de 30 e de seu getulismo intransigente. Só a proclamação do Estado Novo com sua pobre caricatura nazi-fascista fê-lo descrever uma volta de cento e oitenta graus e passar a aborrecer o que tinha aplaudido ou simplesmente tolerado. Coincidentemente, as idéias que tinham merecido sua reprovação – muitas passaram a contar com sua simpatia, a revolução paulista nesse grupo. Tarde ele viu as vantagens que teriam advindo para nossa terra se o Rio Grande e Minas não tivessem abandonado São Paulo. Teriam sido os elementos impedientes de muita desgraça e muito flagelo dos que têm assolado o país. Hoje o Egon faz toda justiça a São Paulo e recorda sempre com a maior admiração o espírito de improvisação daquele Estado que conduziu a uma mobilização exemplar, à criação, em dias, de uma admirável indústria bélica, à organização da retaguarda de modo a permitir que todos – inclusive mulheres, adolescentes e velhos – tomassem parte no esforço de guerra. Não menos exemplares foram as campanhas financeiras, sobretudo a do "dai ouro pelo bem de São Paulo" e a organização de uma propaganda que foi uma real tomada do espírito do povo e que determinou o fato deste acertar seus ponteiros exatamente pelos do governo da província e do comando revolucionário.

Quando o Tavares, o Cavalcanti e os Pacheco se alistaram, convidaram o Egon para a mesma aventura. Também não o discutiram quando ele recusou-se a acompanhá-los argumentando com o seu getulismo e fidelidade ao presidente da república. O Cavalcanti é que lhe deu os conselhos finais:

– Você então fique, amigo velho. Mas todo cuidado com a língua é pouco. Você já é suspeito só por não se alistar. A exacerbação de ânimos é muito grande. Meta a viola no saco e espere pela nossa volta... vitoriosos... torça por isto... Não se esqueça: meta a viola no saco...

O Egon meteu a viola no saco. Deixou de se demorar na roda dos correios pela manhã. Aliás cessara para ele toda correspondência – com São Paulo isolado do resto do mundo. Só ia lá de vez em quando, a chamado do Boaroli, para apanhar um ou outro bilhete e fotografias que lhe mandavam o Tavares e o Cavalcanti. Estavam ambos servindo no norte do Estado, um nas linhas do Túnel, outro no Vale do Paraíba. Deixou também de freqüentar as rodas do Barreto, do Faria e sobretudo a da porta do hotel do Antônio. Mesmo que o Egon passara a atender gratuitamente, no consultório, as pessoas necessitadas que lhe mandavam as senhoras do MMDC. Conversas sobre Política, tinha nenhuma a não ser com o Benjamim Bretas e o Constantino de Carvalho. Assim mesmo só freqüentava estes amigos tarde da noite quando tentavam ouvir e às vezes ouviam a rádio do Rio de Janeiro. Atendia aos seus doentes – que a guerra fizera diminuir. Tomava suas refeições no Schiotti. Se tinha chamados para fora da cidade, demorava o mais possível em casa dos clientes. No mais eram aquela estagnação e o isolamento. Os dias eram infindáveis. Formava às vezes com o Bretas, o Constantino, o Lauro Montenegro e outro parceiro de ocasião longas tardes de cuncanplei. A cidade parecia vazia e dormente. Às vezes acordava e as ruas se enchiam com as gritarias das passeatas patrióticas e os rugidos dos oradores nos comícios. Na segunda quinzena de agosto este *statu quo* começou a estalar. Principiaram a circular boatos sobre as vantagens tidas nos *fronts* pelas forças federais e a retaguarda entrou a se enfurecer de modo mais escancarado contra mineiros, gaúchos e "baianos"*. O Egon entrou a abrir-se um pouco com outros na mesma situação da sua. Conversava francamente com o Jorge Carneiro de Campos, com o Burrhus Lott, com o Lauro Montenegro. Mas subitamente as coisas se deterioraram por obra e graça do doutor Aristágoras Cartaxo Girão Pott. Era o arquicomarcando da região. Passava dois meses em cada judicatura da Alta Araraquarense e aconteceu que em agosto e setembro ele veio fazer seu período de Monte Aprazível. Imediatamente assenhoreou-se de todo o Movimento Constitucionalista na cidade e proclamou-se presidente do MMDC local, do voluntariado de soldados e enfermeiras, das campanhas civis e de retaguarda. Até num jornal de propriedade privada tentou mandar. Era um homem de pouca altura, crânio em pão-de-açúcar, muito calvo – o que ele disfarçava tomando repas do lado esquerdo que colava ao crânio com escova e gomalina. Possuía um perfil extraordinário traçando uma linha quase horizontal do alto da sinagoga à ponta do nariz onde de repente sua fisionomia se precipitava: bigode de escova boca apertada cercada de vincos de má vontade queixo retrognata pelancada no pescoço. Olhos azuis meio vidrados e completamente vazios sob cenhos contraídos – diante dos quais equilibrava-se um *pince-nez* de trancelim. Sua nuca válida lembrava um estufado de panturrilha. Resumindo – sua cara era uma castanha de caju desenhada às avessas. Defeito num dos olhos ou baixa de visão lado só obrigava-o a andar com metade da cara (a do olho bom) adiantada à outra – de modo que ele figurava sempre de perfil. Aparecia invariavelmente acolitado por um advogado puxa-saco chamado Presbítero de Eticetraital que lhe fazia as compras no armazém e de manhã arejava as crianças – já que quase não havia criadas em Monte Aprazível. À tardinha estavam sempre juntos para o passeio

---

* Nortistas em geral.

e à noite faziam indicações à polícia da capital sobre os *suspeitos de inimigos de São Paulo*. Pois pelo dia 5 ou 6 de setembro, graças aos dois, formou-se uma grande passeata pelas ruas que terminou num vasto comício no largo da igreja. Falaram vários oradores, depois o Eticetraital fazendo o elogio do "excelentíssimo senhor doutor arquicomarcando" e no fim ele mesmo, Aristágoras – que tomou a palavra pálido de raiva. O Egon estava presente ao comício e se instalara num ponto mais alto e que ficava em evidência: as escadas da matriz – em companhia do Bretas, do Tartaglioni, do Burrhus e do próprio prefeito Jorge Carneiro de Campos. Dois mineiros, um italiano e dois nortistas. O discurso do arquicomarcando foi um ataque direto a todos quatro, em que ele mostrava São Paulo empenhado numa luta de vida ou morte e traído exatamente por dois outros Estados da federação cujos filhos engordavam mamando livremente nas tetas das classes liberais.

"Falo" – dizia ele – "do bando de baianos e mineiros que vivem a sugar o sangue de São Paulo a nos trair. Falo dos estrangeiros que negam à pátria paulista o direito de beligerância nesta guerra e cujos filhos italianos e não italianos juntam-se aqui a mineiros e a não mineiros, a baianos e a não baianos. Que merecem eles? sim, que merecem? eles senão a prisão que'stá tardando para esses réprobos."

O arquicomarcando, da sua tribuna, não só olhava como apontava as escadas onde tinham se empoleirado os quatro colegas e mais o pobre do Quita. Todos seguiam o dedo apontado do orador e estavam fitos nos "inimigos de São Paulo". Apesar da estima desfrutada pelos médicos houve aqui e ali uns vagos assovios e uns "Fora! Fora!" Terminado o comício os indigitados reuniram-se em casa do Bretas. O Burrhus sustentava que o Aristágoras merecia a morte. Tinham de contratar um capanga para cominá-la o mais urgentemente possível ou aquele diabo de animal acabava dando com todos eles na cadeia.

– E tem de ser a faca – bufava um Tartaglioni *feroce* e rangendo os dentes dentro da bigodeira. – Tem de ser a faca.

Não foi a faca, tampouco a bala. Acabou prevalecendo o ponto de vista de que teriam de contratar os serviços dum sicário conhecido na zona, o Negro Cotrim, para jogar de noite, sobre a casa da arquialimária, uma boa banana de dinamite. Destelhariam, sem perigo de matar ninguém, já que a explosão, não encontrando resistência, faria apenas voar o telhado. E resolveu-se também que nenhum dos quatro médicos atenderia o comarcando ou pessoas de sua família daquele dia em diante. Isso seria cumprido pois o quinto profissional da cidade, que era o nosso Cornelino, viajara para fora desde a absolvição do mano, em companhia dele, da mulher e das crianças. O Egon sempre que referia esse caso dizia que o protesto dele e dos colegas era historicamente, senão a primeira greve médica do Brasil – pelo menos sua primeira *parede*. E para acabar com esse caso digamos que a promessa dos doutores foi cumprida e que o comarcando teve de deixar de sê-lo também de Monte Aprazível. Foi substituído no rodízio por seu colega de Jabuticabal.

As coisas se espalharam. As acusações do magistrado aos médicos e não se sabe como a reunião destes e o seu pacto de que iam se desagravar. Já dois dias depois o Egon descendo por Tiradentes fora interpelado pelo doutor Dolzani. Parou imediatamente, satisfeito de ser chamado pelo tabelião que nunca o cumprimentara desde que tinham sido apresentados.

– Sim senhor, doutor Dolzani, prazer em vê-lo e muito bons dias.

– Bom dia, doutor Barros da Cunha. É rápido o que tenho para lhe dizer e peço que o transmita de minha parte aos seus colegas. Eles me conhecem há mais tempo e sabem que eu jamais falo em vão. Soube que vão fazer uma manifestação de desagrado ao comarcando que bem a merece...

– Nada disto, doutor Dolzani, tudo isto são boatos...

– Estou perfeitamente informado, doutor Barros da Cunha, e quero apenas colaborar transmitindo certo esclarecimento que eu julgo precioso.

– Não vai haver nada, doutor Dolzani, mas... que? esclarecimento.

– Apenas sobre a broxa.

– Que? broxa, doutor Dolzani.

– O pincel, meu caro amigo, o pincelão, a broxa para passar merda nas janelas do nosso comarcando. Tem de ser encomendada de longe. Devem mandar um dos senhores comprá-la bem longe... Em Campinas por exemplo, em todo caso bem pralá de Araraquara. De maneira alguma comprem-na aqui ou em cidade vizinha. É um indício...

– Mas doutor Dolzani...

–... perigosíssimo, doutor Barros da Cunha, perigosíssimo... É só o que lhe digo e... até mais ver.

– Até à vista, doutor Dolzani, muito obrigado...

Naquele instante o Egon teve horror da vida do interior, da sua mexida, da sua intrigalhada, e passou-lhe decididamente a idéia de ir para o Rio assim que acabasse a Revolução. Voltou nos seus passos e dirigiu-se à casa do Bretas. Contou o que se passara com o Dolzani. Concluíra pessimista:

– Bretas, amigo. Estamos na mira da cidade e do próprio Dolzani. No fundo o que ele quer é que passemos merda na casa do comarcando e que sejamos apanhados com a boca na botija...

Logo nesta hora entrou o Constantino. Vinha informar os amigos de dois fatos de extrema gravidade. Tinham sido presos na cidade o Nestor de Vasconcelos e em Mirassol o Eliezer Magalhães. E dizia-se que por denúncia do próprio comarcando e do Presbítero. Transferidos para a capital. Fechados no Paraíso. E não fora denúncia anônima não, assinada pelos dois... E corre a boca pequena que os médicos da cidade vão ser presos... Vocês todos... Pudera! depois daquela do comício, parece coisa lógica.

O Egon e o Bretas faziam-se de fortes mas estavam de coração pequeno. Separaram-se. O primeiro foi para casa e começou a pensar. Passou-lhe pela cabeça ir para Schmidt e ficar na casa do Cavalcanti. Mas a vila ainda era menor que Monte Aprazível e aquilo daria que falar mesmo ele dizendo que viera assumir a clínica do Cavalcanti com ordem deste. Não daria certo. Estava cogitando quando bateram palmas lado de fora. Olhou pela meia jota, mas logo tranqüilizou-se. Era o Bretas. Entrou e foi direto ao assunto:

– Seu Egon, o Constantino tem razão e nós a qualquer hora estamos presos. Pensei bem e estou resolvido a subir até um porto do rio Grande e passar pra Minas. Em quinze minutos estamos do outro lado. Se você topa o lance, vamos juntos.

– Topo sem pensar, Bretas amigo. Conte comigo. Resta agora aperfeiçoar o plano. Vamos conversar... 'x' eu ir quentar primeiro um cafezinho. Além do mais estou sem o nosso empregado, o Paulo Carlos. Seguiu como voluntário.

Tomaram o café requentado e depois de muitas idas e vindas decidiram que o melhor seria um piquenique da família toda e dele Egon, para saírem juntos, e de dia, para Nova Granada. Lá o Lauro Barreira indicaria o melhor meio de ganharem o rio, de noite, e como passarem para Minas por Porto do Sapé. Davam certinhos em Frutal e dali para Uberaba era um pulo. Ficou aprovado o plano. Um piquenique seria mesmo o pretexto. Piquenique e pescaria de dourados. Já no mesmo dia o Egon estava ostensivamente correndo o comércio da cidade comprando anzóis, varas, iscas, caniços, facão e até uma tarrafa. Demorava-se em cada casa explicando muito a pescaria que iam fazer, que seriam ele, o Bretas, sua família... Talvez pousassem em Nova Granada... Ia ser ótimo. Estavam cansados daquele ramerrão de Monte Aprazível. Gozar um pouco a natureza. Sairiam depois de amanhã. Claro que viajariam de dia. Foi para casa munido de sua parafernália de pescador e estava de chambre e tamancos fazendo trabalho de poço e dos baldes para tomar um chuveiro antes do jantar, quando bateram novamente à porta da rua. Era o Macedo, parente e delegado. O Egon foi ultra-requentar o café para os dois. Tomaram-no. E a autoridade sem transição passou ao que importava.

– Queria dizer a você, Egon, que tanto você como o Bretas foram denunciados pelo comarcando e pelo Presbítero à chefatura de polícia na capital. E só não foram trancafiados já há quatro dias porque me responsabilizei por todos dois perante o delegado regional. Eu não queria tocar nesse assunto mas sou obrigado a isto porque a cidade só comenta que vocês a propósito de uma pescaria ou de um piquenique ou do que o diabo for estão preparando uma festa nas fronteiras de Minas, margem do rio Grande. Que vão passar para o outro lado. Resolvi conversar com você como amigo e parente e dizer com toda franqueza: se insistirem nesta da pescaria sou obrigado a retirar meu empenho e a eu mesmo prender os dois. Agora cumpre a você escolher...

O Egon branqueou um pouco. Engoliu em seco, acendeu outro cigarro com a mão meio trêmula, riu amarelo e deu sua resposta ao Macedo. Teve ainda a presença de espírito de pilheriar:

— Macedônio, amigo, estou ciente, agradeço a informação e *como é para bem de todos e felicidade geral da nação – você diga ao povo que fico*... Isto é, ficamos, porque vou dar ciência de tudo ao Benjamim... E muito obrigado.

— Ótimo, Egonzinho, não se fala mais nisto. E você e o Bretas apareçam hoje à noite para a palestra na porta do Antônio. E depois vamos tomar uma cervejota...

— É? uma ordem.

— Deixa de ser bobo, seu Egon... É simplesmente um convite. Pago eu a rodada de hoje... Ufa...!

Mas estava tudo chegando ao fim. Nenhuma das frentes – a do sul, a do Túnel, ou a do Vale do Paraíba mostrava-se favorável aos bravos paulistas. O mar estava proibido com o bloqueio do porto de Santos. Escasseavam munições. Depois de combinações, do armistício, a 20 de setembro de 1932 o Movimento Constitucionalista estava extinto. Começaria nova via-crucis de intervenção para São Paulo. Ficara uma data nacional, o 9 de julho, e a campanha de três meses ia tomar seu lugar em nossa história ao lado da Inconfidência, do 17, do 24, do 42... Glória aos derrotados!

Quando as coisas se normalizaram e as comunicações postais se regularizaram o Egon tratou de se comunicar com os parentes de Minas. Mandou e teve notícias de todos. Tudo bem. Tranqüilo como quem tem o tempo como seu, escreveu então aos amigos para reatar os negócios de sua ida para o Rio de Janeiro. Comunicou-se com Adauto Lúcio Cardoso, Rodrigo Melo Franco de Andrade e Afonso Arinos, explicando que queria tirar a idéia de sua transferência para a capital dos limbos dos projetos, trazendo-a para o concreto da resolução inabalável. Todos os amigos responderam que estavam à sua disposição e que ele viesse logo porque o que engorda os projetos – como no rifão dos bois – é a presença do interessado, o olho do dono... O Egon explicou tudo ao Cavalcanti e ao Tavares. Disse que sua estadia em São Paulo daria como estava dando para uma vida cômoda e folgada, nunca para enriquecer ou fazer um pecúlio que lhe permitisse meio maior. Assim, livre e desimpedido ia passar seis meses no Rio vendo o que era possível e empenhado pessoalmente na cavação. Tinha de economias seus quinze contos e pouco. Aquilo daria para seis meses à tripa forra ou para um ano se apertasse os cordões da bolsa. Tanto o Cavalcanti como o Tavares aprovaram tudo, num sábado de encontro em Rio Preto. O Egon marcou seu embarque para os inícios de 1933. Queria ainda proveitar os meses favoráveis que iam até fevereiro. Com o ano novo falou no seu projeto aos amigos de Monte Aprazível. O Tartaglioni exultou.

– Eu não disse? ao colega. Aqui *ia a fossilizar-se*.

Chegou a hora das despedidas e no dia 22 de fevereiro de 1933 o Egon deixou definitivamente o município. Resolvera se dar antes de seguir para o Rio uns dias com o Cavalcanti e outros em São Paulo. Em Engenheiro Schmidt o amigo fraterno recebeu-o como sempre. No último *dia de Egon* (como dizia o Cavalcanti), os dois decidiram por um banquete. Seria uma grande comida na exclusiva companhia do "Mudinho" e do Guady. Este sobrepujou-se, oferecendo a eles um pato desossado desses de desmanchar na boca. Na ternura montante dos aperitivos e do Chianti os amigos se disseram que era para sempre. E foi mesmo para sempre. Sua amizade ultrapassou os limites da Morte. Deram também um severo balanço na vida do Egon. Lucrara com o interior. Sua cirurgia e obstetrícia rudimentares completavam sua figura de médico e principalmente a de médico clínico geral. Conquistara a duras penas essa coisa fabulosa que é a autonomia do médico, ou seja, sua possibilidade de safar-se, tornar-se útil e servir em não importa que ocasião. Amadurecera. Sua medicina não faria feio em lugar algum. Enriquecera de experiência. E sobretudo aqueles tempos – como dizia o Zozó – "tinham-no esfocinhado no Brasil". Realmente ele metera até aos cotovelos os braços no seu país e no caldeirão onde sofre sua gente. Na última hora da estação ele, ao despedir-se do Cavalcanti, convocara-o também a fazer o mesmo.

– Vamos Cavalcanti, faça como eu – Rio de janeiro.

– Não posso. Gonzinho. Tenho motivos pra sair daqui não. Só pra ficar...

– Por quê?
– Olha este céu...

O Egon olhou. A abóbada de turquesa chamejava e faiscava. Foi esta a visão que ele guardou para sempre da Alta Araraquarense oeste paulista: uma calota de chama e azul – distante na mais longínqua distância das distâncias. E esplendendo.

Em São Paulo deu a sua de turista durante uns dias. Abraçou Mário de Andrade. Passearam juntos no Anhangabaú e jantaram num pequeno boteco só conhecido de uns poucos iniciados. Subira até ao último andar do Martinelli: foi seu primeiro arranha-céu. Fora visitar a casa da Marquesa de Santos. Também ao Museu Paulista rebatizar-se em todas as águas do Brasil. Nessa mesma noite tomara o noturno e na manhã de 10 de março de 1933 desceu com o pé direito na velha estação da Central – nesta mui heróica e leal cidade de São Sebastião do Rio de Janeiro. Fazia um calor de amolecer o asfalto e duas horas depois de sua chegada o Egon lavava todo o seu passado nas águas salgadas do posto quatro. Copacabana. Rio de Janeiro. Beira-Mar. A cada instante repetia para si mesmo a divisa de sua universidade: *Incipit vita nova*.

5
RIO DE JANEIRO*
Hospital Souza Aguiar

... ars longa...
Hippocratis Aphorismi – I, 1.

FINALMENTE PEDRO ERNESTO fez a sua grande reforma nos serviços da assistência pública e o Egon foi nomeado a 3 de junho de 1933 como cirurgião-auxiliar. Tomou posse a 13 dos mesmos mês e ano. Aquela nomeação para o quadro dos externistas foi corrigida por intervenção de Alberto Farani. Esse chefe de serviço do Hospital de Pronto-Socorro providenciou sua troca com seu assistente Flávio Novais, colocado médico-auxiliar. A essa época Genival Londres, que tinha sido indicado chefe, solicitara sua inclusão no seu quadro de assistentes. Enquanto não se reestruturou o serviço Benício de Abreu, o Egon começou seu trabalho externo nas ambulâncias do referido centro de tratamentos. Neste chamado serviço externo os plantões eram de 8 às 14 horas, destas 14 às 20 horas e destas às 8 do dia seguinte, completando um horário semanal de 24 horas. Mas o Egon, além desses perío-

* Texto extraído do livro *O Círio Perfeito*, Rio de Janeiro, Nova Fronteira, 1983, pp. 289-311 e 424-429.

dos, já começara a freqüentar o pronto-socorro diariamente, a fim de ajudar seu futuro chefe na estruturação e organização de suas enfermarias. O jovem médico guardou uma recordação extremamente agradável do seu trabalho de rua. Exigia-se a maior pontualidade nas saídas e assim que chegava o contínuo com o bilhete para o designado à chamada, cada um se levantava, interrompendo de chofre o que estava fazendo – palestra com os companheiros de guarda na sala dos médicos, leitura, sono da noite alta ou da madrugada. O tal "papagaio" entregue dava a generalidade do que ia ser visto classificada em poucas definições: "dor", "hemorragia", "perda de sentidos", "ataque", "falta de ar" ou o mais genérico ainda – "passando mal". A ambulância encostava, dava um toque breve da sua campainha e o doutor pulava no seu lugar. Iam quatro pessoas no veículo – o motorista-padioleiro, o outro padioleiro, o enfermeiro e o médico. E começava a música da sineta da assistência ainda dentro do pátio e ela voava em todas as direções que tinha de atender, isto é, zona sul, centro, zona norte até os limites com a área de responsabilidade do posto do Méier – que nesse tempo só havia estes dois pontos para assistir as urgências da população, cabendo maior área ao Hospital de Pronto-Socorro. Quando o médico remanchava e demorava a sair, o diretor do hospital descia e fazia a visita reclamada. Isto era considerado desmoralizante e apontados a dedo os que tinham incorrido em semelhante falta. O silêncio era seu castigo e as reincidências punidas com a transferência para o abacaxi dos postos e hospitais longínquos que a reforma Pedro Ernesto ia criando e abrindo.

 Aquelas saídas de dia cedo, no pino, ao entardecer e noturnas encantavam o Egon. Primeiro, pela ida aos desconhecidos da patologia que era mister resolver na hora e que representavam sempre um desafio para os que tinham uma verdadeira alma de médico, com sua curiosidade, interesse, devotamento, solidariedade humana e piedade – simples pena do seu semelhante. Segundo, pelo desvendamento de todos os Rios-de-Janeiro – o milionário, o riquinho, o remediado, o pobre e o da miséria negra das casas-de-cômodo e favelas. Dos palácios de Copacabana ao morro, a aflição era a mesma, una e singular – a do indivíduo que sofre, está se despencando na morte e que é preciso segurar com todas as forças. Tudo a mesma massa viva com seus percalços ameaças perigos insidiosos ou súbitos. E o sofrimento físico e moral. E o medo, o grande MEDO. Terceiro, pela descoberta e invenção da cidade prodigiosa – única e vária conforme a hora, a estação, a freguesia, o bairro, a altura das montanhas e o rés do mar praias praias areais praióis; e o canto da campainha que lembrava ao Egon os silvos e ruídos de outros veículos lendários cavalos soltos patas de Pégaso, cavalos do carro de Apolo. Carro da Aurora e aquele de fogo do profeta Elias. E dobrando seu canto e sua velocidade nas grandes radiais da nossa cidade maravilhosa no tempo em que ela realmente o era. As corridas soltas no Flamengo Botafogo túneis Atlânticas Ipanemas Leblons às ondas dos oceanos; as corridas sonoras Voluntários Jardim Botânico Estrada da Gávea ao perigo dos despenhadeiros; as corridas Frei Caneca pelos Sás Haddock Lobo Con'de Bonfim estrada Velha ao temor das derrapagens; as disparadas ruidosas Frei Caneca Sapucaí Itapiru e a rosácea para Estrela Itapagipe Rio Comprido ao encanto das geografias urbanas e sombras que passam nos romances de Machado de Assis – assim, ao temor dos fantasmas; as disparadas Mangue São Cristóvão Caju Retiro Saudoso ao pânico dos cemitérios e das trombadas. Uma colisão com outro carro e lá estariam também – primeiro que o doente que iam ver ao perigo de suas vidas... – os médicos postos à beira da força foice asa negra da Morte.

  Essas lembranças de quase meio século sempre acudiam ao Egon ao lado de outras ligadas indissoluvelmente à sua idéia do serviço externo das urgências de antigamente. Seu primeiro atendimento externo, a um homem conhecidíssimo no Rio – o ministro Napoleão Reyes, que morava a esse tempo em casa de esquina de uma das transversais da rua Copacabana. Estava numa sala térrea. Já arrancara a camisa e estava atirado esbarrondado nos vimes de uma cadeira de braços. Nem era preciso auscultar e o médico fê-lo só por rotina, para confirmar. Bastou encostar o ouvido. Edema agudo de pulmão. O Egon pediu um copo para aparar o sangue ao tempo em que ia medir seu volume. O homem sufocava. Cor violeta dos panos da paixão. Abriu rápido uma veia, a parábola rubra foi aparada na vasilha que encheu, e nada de melhora. O enfermeiro já tinha feito a uabaína e a morfina, o corpo atlético do doente derreava e seus lábios se mostravam dum roxo quase negro. O médico deve ter dado mostras de estar afobado, fez menção de tirar o garrote mas teve logo no ouvido o sussurro do enfermeiro:

– O senhor num pára! Sangra mais, doutor!

O Egon confiou naquele homem tarimbado que estava invertendo as hierarquias e obedeceu. Pediu outro copo que também começou a encher ao jato já mais fraco que vinha da veia e da prega do cotovelo, que depois passou a escorrer pelo braço, e o Egon baixou o corpo para aparar o que agora apenas corria. Afinal o ministro começou a respirar direito, sua cor a normalizar-se, o Egon arrancou o garrote e laçou a veia. Tinha tirado sangria em dobro e havia sangue para todos os lados como se se tivesse matado um boi. Nada disto: salvara-se uma vida humana... Na ambulância, de volta, é que o médico chamou o enfermeiro às falas.

– Obrigado, Amaro, pelo conselho que você me deu...

– O doutor desculpe o meu atrevimento, mas li na sua cara que o senhor ia parar de sangrar. Nestes casos é preciso não ter medo de sangue e deixar ele correr até o doente endireitar da respiração... Foram dois copázios, for'o que foi pro chão... Seu mais de meio litro...

– Tem, nada que se desculpar, Amaro. Respeito sua experiência. Mais uma vez obrigado e deix'eu apertar sua mão. Tou gratíssimo a você...

[...]

AFINAL O LONDRES DEU COMO PLANEJADA e organizada a seção de mulheres do pronto-socorro que era o chamado "serviço Benício de Abreu" do nome de José Benício de Abreu (1848-1906), professor da Faculdade de Medicina do Rio de Janeiro, substituto em 1879, lente de patologia geral em 1887 e de clínica médica em 1891. Pertenceu à Santa Casa de Misericórdia e foi membro da Academia Nacional de Medicina. Era natural da Bahia e filho de outro baiano, também professor de química inorgânica na escola da Corte – Francisco Bonifácio de Abreu (1819-1887), feito barão da Vila da Barra depois com honras de grandeza em 1870 e 1876. Mas não se pense que a carreira de Benício foi fácil por ser filho de titular e grande do Império. Nada disto. E o que nos dá a explicação do que deve ter sido sua luta é a história secreta de nossa sociedade e da nossa medicina que se transmitem por tradição oral. Dizem que ele era filho natural que o pai nunca quisera reconhecer. Isto terá servido de estímulo e ele quis ser o que o autor de seus dias foi de melhor – médico, professor de faculdade, membro da Academia de Medicina. Dizem também que, quando ele subiu os primeiros degraus do magistério, o barão tê-lo-ia procurado para abraçá-lo e declarar uma paternidade que agora o orgulhava. Foi a vez de Benício repeli-lo e mandar às favas aquelas tardias bênçãos. Negou-se a falar com o pai e deve ter degustado no dia que isto aconteceu o prato da forra que se come frio: o prato saboroso da desforra... Toda sua vida terá sido de lutas que ele venceu contra dois preconceitos mais ostensivos ao seu tempo do que hoje – o da bastardia e o da cor. Quem me contou esta história foi Luís Filipe Vieira Souto que a tivera do pai Luís Honório Vieira Souto – parteiro ilustre e contemporâneo dos seus dois personagens. Mas tornemos a 1933, quando Londres deu como organizado o "Benício de Abreu", de clínica médica de mulheres do velho Hospital de Pronto-Socorro. Ele constava de duas enfermarias, cada com dez leitos, e duma vasta sala para o chefe que o mesmo dividira em duas, separadas por armação de madeira. Uma fazia pequeno laboratório de urgência e a outra apertava sua escrivaninha, os armários de roupa e os cabides dos assistentes. Esses foram Múcio Emílio Nélson de Sena, Eliezer Montenegro Magalhães, Esmaragdo Ramos de Sousa, José Acilino de Lima Filho, Pedro da Silva Nava e José Egon Barros da Cunha. Internos, os estudantes de medicina Paulo Frederico de Albuquerque e Maurício Lacerda Filho – este voluntário, porque era também auxiliar acadêmico da anatomia patológica chefiada por Eduardo Mac Clure. Múcio, Eliezer e Esmaragdo tinham sido companheiros de estudos do agora seu chefe; Acilino fora conhecido na enfermaria de Miguel Couto com quem o Londres, em tempos, servira de assistente; o Nava e o Egon tinham sido chamados para o grupo com o aval de Múcio de Sena. Entre eles foram partilhados os leitos das duas salas. Eram poucas doentes para cada e bom para elas porque assim eram melhor observadas, mais bem assistidas, e perfeitamente tratadas. O Eliezer, o Esmaragdo, o Egon e o Nava eram médicos do interior recentemente instalados no Rio e que não fizeram má figura (muito antes pelo contrário) perante o chefe e os companheiros de formação carioca como Acilino, saído da escola de Miguel Couto, e Múcio, da de Aloysio de Castro. Entrosavam-se assim na tradição da *linha de centro* da clínica médica brasileira – nobilitada por sua saída das mãos de Miguel Couto, Francisco de Castro, Torres Homem e do criador de nossa medicina interna: Manuel Francisco de Valadão Pimentel, barão de Petrópolis. Essa escola de origem nitidamente francesa teve sempre como adversa, outra, a mais germânica, de Rocha Faria, Nuno de Andrade e Agenor Porto. A última era esnobada pela primeira, chamada pelos partidários desta – a *linha auxiliar*. Em pouco tempo Genival Londres se daria conta do grupo de fina qualidade reunido sob sua regência e de como seus componentes se entrosavam bem uns com os outros e principalmente como ele lhes estava inspirando a admiração e a disciplina indispensáveis numa equipe orquestralmente afinada. Ele, Genival – estreante em função de chefia – poderia se dar os parabéns pelas próprias qualidades que estava demonstrando e pela sua harmonia com a excelência de seus colaboradores. Ele, por esse tempo, ainda era colaborador de Clementino Fraga, depois de tê-lo sido de Couto e de ter passado pelas enfermarias de Austregésilo e Castro. Sua formação era assim um repositório do melhor exercício médico da época – o fino do fino de nossa internística que o acaso tornou contemporâneos. Um verdadeiro acorde musical que ainda não foi repetido. A clínica médica de homens do Hospital de Pronto-Socorro era o "Serviço Almeida Magalhães", assim chamado em homenagem a Pedro de Almeida Magalhães (1864-1909), mestre insigne do princípio do século, tornado famoso pela sua virtuosidade no exame do doente, pelos sentidos sutilíssimos que o tornaram o rei da percussão e da ausculta no seu tempo e sobretudo pelos numerosos trabalhos que deixou em livros e revistas, entre os quais se destaca volume famoso até hoje, o de seu *O*

Coração no Beribéri – estudo magistral e precursor no terreno de cardiopatia até então menos conhecida. É um dos clássicos da nossa literatura médica. O departamento que tinha seu nome era chefiado por Álvaro Lourenço Jorge cujos principais assistentes eram João Penido Sobrinho, José Ferreira da Silva, Paulo Celso de Uchoa Cavalcanti, Roberto Segadas Viana, Álvaro Eduardo de Bastos, Zaire Silva e Alcides Estillac Leal. Havia ali, também, dois estudantes que valiam por uma equipe de médicos e que ambos atingiriam o magistério superior – Gentil Luís Feijó na Praia e Júlio Martins Barbosa na Pontifícia Universidade Católica do Rio de Janeiro.

[...]

O LONDRES SUPERINTENDIA e dava normas não só na sua enfermaria como no serviço interno de pronto-socorro que funcionava continuamente, vinte e quatro horas por dia, no andar térreo do hospital. Seus assistentes dos leitos de cima eram também médicos nos plantões das urgências clínicas. Estas recebiam os doentes trazidos pelas ambulâncias, faziam-nos passar por outro exame mais acurado que o da pressa inevitável com que se desenrolava o socorro na rua ou a domicílio. Tratavam de medicá-los no chamado "repouso" do andar de baixo ou faziam-nos subir depois desse primeiro tratamento para a enfermaria que lhes competia. Fados favoráveis tornaram o Egon companheiro de plantão de Alcides Estillac Leal, assistente do lado dos homens. A amizade que nasceu entre ambos fazia-os trabalhar em comum e os dois se juntavam para examinar e trocar idéias sobre todos os casos de medicina interna – dos mais simples aos mais complicados e que exigiam de ambos verdadeiras conferências médicas. Tinham um para o outro o papel de "advogado do diabo" e cada qual procurava estar mais atento para evitar o escorregão. Pondo modéstia à parte, o Egon considerava que os dois faziam a melhor dupla dos plantões e deles é que nasceram porção de normas que pegaram de raiz e entraram na rotina dos serviços de urgência – onde talvez sejam empregadas até hoje. É, por exemplo, de se lembrar que os envenenamentos pelos fenóis eram considerados (como os pelos formicidas), sempre mortais e que mal lhes adiantava o socorro. Resultado dessa convicção errada era esses doentes sofrerem um arremedo de assistência – apenas para se dizer que alguma coisa fora feita. Isto foi reformado quando o Egon e o Estillac meteram-se a fundo nesses casos, sangrando-os ao máximo e substituindo a massa de sangue retirada por hidratação intensiva, reposição electrolítica e, quando possível, transfusão de sangue que, lembremos aqui, nos anos 30, ainda não entrara na rotina da assistência e que era feita tomando-se como eterna vítima o enfermeiro Varejão-doador universal. Trabalhavam então com a famosa seringa de Heitor Santos. Além disso esses pacientes sufocando tomavam a chicotada de uma lobelina na raque e seu estômago era lavado não com dois, três – mas com volumes de dez a vinte litros – só se parando quando a sifonagem devolvia água pura e sem nenhum cheiro fenólico. E outra coisa que até hoje faz o Egon estremecer de medo do risco que corriam e faziam correr aos pacientes: injeções de oxigênio na veia, numa lentidão de gota-a-gota, o que era permitido pelas possibilidades dadas pelo oxinjetor de Baycux – que há meio século era instrumento obrigatório nos arsenais de pronto-socorro. Com erros e acertos – o fato é que esse tratamento começou a salvar os intoxicados pelo fenol. Os de pneumotórax espontâneo (valvular) eram postos com um trocater fincado no tórax e por ele saía o excesso de ar que se comprimia na pleura. As infecções pleurais eram inevitáveis. Cessaram quando o Egon e o Estillac introduziram modificações a este procedimento – fazer tudo com assepsia rigorosa e colocação entre o trocater e o vaso de tubo de borracha bem longo cuja extremidade distal não se abria diretamente no ambiente mas dentro do recipiente onde ela ficava mergulhada numa solução antisséptica qualquer ou simplesmente n'água limpa e fervida. Era uma drenagem em circuito fechado. Outras "invenções" como as chamava brincando o Egon: a dupla sonda de nelaton, uma colocada alto e outra baixo, para lavagem contínua de água gelada (limpo o intestino por enteróclise prévia). Muito doente de internação foi salvo assim. Ainda na internação, punção sistemática da raque e se havia hipertensão do líquido cefalorraquidiano, retirada da pequena quantidade necessária a fazer os níveis tensionais descerem ao normal. Curioso é que esse liquor vinha sempre rosado, como que distantemente hemorrágico. Sangria no couro cabeludo quando os doentes multiplamente sangrados não ofereciam mais vasos acessíveis nos braços, mãos, pernas e pés. Era entrar de bisturi até à calota e deixar o sangue escorrer. Meio sempre utilíssimo nos edemas de pulmão repetidos em pacientes polissangrados. Outra situação observada pelos dois amigos: torpores repentinos sem sinais focais centrais devidos a como que uma "congestão de cabeça". Seu recurso heróico era a sangria numa das jugulares, feita com a colaboração da equipe cirúrgica. Esses pequenos truques – sempre modéstia à parte – tornaram em pouco o Estillac e o Egon donos de certa fama nos serviços de urgência e não raras vezes eles eram chamados em conferência pelos próprios grupos operatórios. A de mestre, do Egon, foi quando apareceu num plantão caso de coma que ele, só de olhar, diagnosticou ser palúdico e retirou-o do estado, repetindo sua façanha de Monte Aprazível – da injeção de sal de quinino na traquéia. Logo o caso tornou-se famoso nos anais do pronto-socorro e seu autor começou a ser mais observado pelos companheiros de trabalho. Quando não estavam na lida, os doutores se entretinham nas longas palestras da sala dos médicos, ou da sala de jantar (uma varanda em cima, no segundo pavimento, fechada e tornada em cômodo alegre) ou, depois, embaixo, nas construções do fundo do hospital, outro lado do pátio e vizinho das cozinhas a vapor (que lembravam as do Internato do Colégio Pedro II).

[...]

ASSIM COMO OS DOIS PRIMOS tinham visto uma revolução aparecendo em Belo Horizonte, com a chegada da insulina, na enfermaria do Londres eles assistiram a outra revolução. Foi no dia em que o chefe apareceu com um vasto embrulho e que chamou os assistentes para distribuir seu conteúdo. Eram caixas e mais caixas de empolas que traziam nas tampas os rótulos umas, do *Prontosyl album*, as outras, do *Prontosyl rubrum*. As empolas do *album* tinham a cor longinquamente dourada das magnólias e as do *rubrum* a tonalidade violenta das rosas vermelhas e do sangue vivo.

— Pra que que serve? isto, *Führer*.

— Mais um remédio milagroso. Sulfanilamidas. Parece que imbatíveis no combate às infecções. São das primeiras chegadas aqui. Vamos escolher os casos para experimentá-las.

Eram realmente as primeiras sulfamidas aparecidas no Rio. Iam ser inauguralmente usadas no serviço Benício de Abreu. Todos começaram a empregá-las sem saber que estavam iniciando uma revolução que no limiar dos anos 40 seria completada com o aparecimento da penicilina. A clínica interna reabilitando-se de anos de inércia — ia começar realmente a *curar* e emparelhar-se com o fabuloso desenvolvimento a que tinha chegado a cirurgia no nosso século.

Foi visto acima que o Londres era chamado pelos seus colaboradores o *Führer*. Longe de seus assistentes quererem dar a entender que ele era uma espécie tirânica de Hitler. Os que trabalhavam com ele só tinham a intenção de mostrar sua própria submissão, acatamento, aceitação, aplauso e admiração pelo excelente camarada mais velho que os dirigia clinicamente. Entretanto ele desconfiava como se vê de certa resposta que deu a pergunta que lhe foi formulada pelo Egon. Este quis um dia saber a razão de certo apelido e indagou:

— Genival, por que é? que vocês assistentes do Fraga, na Santa Casa e na faculdade, só o chamam de *Mahatma*.

— Provavelmente com a mesma intenção por que vocês me chamam de *Führer*...

[...]

UM DIA O EGON estava de Passagem na assistência, suas duas da tarde, quando entra um Múcio de Sena aflitíssimo. As inscrições para prêmios e a entrega das monografias na Academia Nacional de Medicina se encerravam às dezessete horas. E ele tinha confiado o trabalho que ia apresentar, para colher sua opinião, ao tal colega de quem se falou e que tinha desaparecido do Rio, sovertido, sumido, evaporado, entrado de chão adentro há três ou quatro dias – medo da polícia de Felinto Müller. O Múcio tinha ido a seu apartamento, vasculhado o mesmo com pessoa da família e o demônio do seu ensaio não estava lá...

– Vim aqui ao hospital dar uma busca no armário dele... Vamos lá comigo.

O armário, no serviço Benício de Abreu, estava num pequeno laboratório instalado na sala do chefe e dela dividido por biombo de madeira. O Egon e o Múcio, lá chegados, verificaram que ele estava trancado a sete chaves.

– Nossa Senhora...! Qu'é qu'eu vou fazer agora?

– Muito simples. Arrombe o armário e depois você manda consertar tudo à sua própria custa.

Foram à garagem do hospital. Voltaram munidos de um pé-de-cabra. Arrombaram o armário. Os preciosos originais estavam à vista, mas também estavam lá umas cinco pistolas 45, armamento do exército. Aquilo ali, naquela época de espionagem e interpretações capciosas, era uma verdadeira catástrofe. Daria suspeita de cumplicidade a todos do serviço, ao Londres, seria polícia, interrogatório, prisão, falatório no hospital, demissão. Uma verdadeira merda...! O Egon readquiriu a calma primeiro. Fechou o laboratório a chave e despachou o Múcio.

– Você sai daqui correndo, vai ao Silogeu, entreg'o trabalho e depois traz o Londres pra gente resolver o que fazer. Eu fico nesta sala e ninguém entra no laboratório até vocês chegarem...

– Está bem! Mas pel'amor de Deus você não arreda desta sala até eu chegar com o *Führer*...

– Farei isso, homem...

Duas horas depois chegavam o Londres, o Múcio e os outros assistentes urgidos em suas casas e consultórios pelo chefe em pessoa. Até o interno estava junto. O Londres não abria a boca e parecia consternado. Pior ficaram todos quando viram as pistolas 45 dentro do armário. Aquelas sacanas de pistolas pareciam ter crescido e na mente de cada um assumiam aspectos de verdadeiros canhões. Trancaram-se todos, engasgados, para o assunto ser debatido. De saída, ficou claro que nenhum queria aquele abacaxi em sua casa e que ninguém se propunha sequer a sair do hospital com mala, embrulho ou girau contendo semelhante arsenal. O problema era quem tirar e pra onde levar a carga comprometedora. Todos cochichavam e tinham as caras biscornutas. A do Londres parecia de pedra e ele ouvia tudo – mais mudo que um peixe. Todo o sangue lhe subira à face incendiada. Estava apoplético. Suas sobrancelhas espessas pareciam um aglomerado único de sarças entre a fronte contraída e os óculos fosforescentes. Afinal o Egon arriscou uma sugestão.

– O Estillac...

– O qué que tem? o Estillac co'essa bosta toda...

– Quem sabe? ele, irmão do famoso Newton Estillac Leal, o homem que arrasou o quartel da Praia Vermelha, pode nos dar um palpite...

– Boa idéia – disse o Londres, abrindo a boca pela primeira vez naquela hora nefasta.

Procurado pelo telefone, o Estillac não estava no consultório. Nem em casa, onde a irmã informou que talvez na Beneficência Espanhola. Também não estava. Tinham de esperar até o dia seguinte à hora da enfermaria. O Londres deu suas ordens.

– É preciso que um de nós fique no hospital até amanhã e que durma no divã deste gabinete e que não dê nenhuma explicação nem ao nosso plantonista de hoje. Ou por outra – melhor dizer que está trabalhando extraordinariamente para fazer levantamento de fichas que eu prometi apresentar ao Gastão amanhã cedo. Para maior cautela, à hora do jantar ou à de qualquer outra saída, deste gabinete, ele que trate de trancá-lo a chave e de levá-la consigo. Você pode nos prestar? esse grande favor, *mestre* Egon...

– Mas... claro que fico e vou até começar um levantamento das nossas doentes de toxicose exógena, para um trabalho que combinei fazer aqui com o nosso Paulinho...*

---

* Esse trabalho apenas em projeto começou a concretizar-se nessa noite. Vale como espectro do que eram os agentes de toxicose exógena àquela época. Tudo mudou depois, com a introdução dos barbitúricos em larga escala e com os novos desin-

Dia seguinte foi de madrugada para todo o pessoal do Londres. Antes de sete e meia estava tudo a postos e com cara de interrogação. O Egon que dormira mal, no tal divã, foi logo informando –

– Já deixei recado lá no Lourenço pedindo para o Estillac descer assim que chegar...

Mal acabava de falar que foi a entrada dum Estillac ainda de cabelos molhados e os seus olhos azuis, muito serenos e descuidados. Riu, deu bons-dias aos colegas, ao Londres mais cerimoniosamente e este logo levantou-se e chamou a Maria do Carmo. Era a enfermaria do serviço.

– Dona Maria do Carmo, a senhora mande trazer nosso café e depois diga para todos que estamos em reunião e que não podemos ser interrompidos.

O Estillac, muito esperto, diante daquelas caras de quaresma e dos preâmbulos que eram o ar de todos, daquele cafezinho e reunião particular, assumiu silenciosamente um ar ao mesmo tempo de espera e curiosidade. Tomado o café e acesos os cigarros houve um silêncio maior, um se entreolhar de todos e o Londres tomou a palavra. Explicou tudo tim-tim por tim-tim, disse da descoberta, das possíveis conseqüências daquilo ali no serviço, do perigo da coisa ser farejada e que recorríamos a ele, Estillac, certos de sua reserva e para pedir uma sugestão. A fisionomia deste mudara para a de uma espertíssima atenção e via-se claramente que ele não estava embarcando naquela de *sugestão*. Ele calou um instante, andou pra-lá-pra-cá, parou um pouco à janela que dava para os fundos, olhou bem as cobertas de zinco da limpeza pública vizinha e além delas o azul poroso das serras da Tijuca. De repente deu meia-volta e olhou de cara um por um dos que estavam aferrolhados com ele na sala. E foi com voz pausada e clara que falou –

---

fetantes distribuídos no comércio. Veja-se: Pedro Nava, "O Problema das Toxicoses Exógenas no Rio de Janeiro" – *Medicina, Cirurgia e Farmácia*, n. 12, 1936. Lá está dito, no fim do trabalho, que ele foi feito com a colaboração e "... inteligente dedicação do interno do serviço Benício de Abreu – Sr. Paulo Frederico de Albuquerque..."

– Estou entendendo tudo. O que vocês querem é que eu como irmão do Newton que é o herói do dia – que eu, que por isso sou insuspeito – tire daqui essas armas todas e consuma com...

Deu uma pausa e tornou a olhar demoradamente um por um. Todos estavam calados e mais imóveis que as estátuas de sal de Sodoma. Um glissando de campainha de ambulância encheu o ar da manhã como se fosse o canto de um sol cigarras – bate batendo, raspa batendo e apitando lá fora. O Estillac continuou –

– ...essa porcariada toda... Está bem, vou fazer mas com uma condição. Se esse segredo transpirar para mais alguém, se houver o mais leve comentário, se eu tiver o menor incômodo pelo favor de colega que quero prestar a vocês – então vou ao Gastão e conto tudo a ele. Assim nos enrascamos todos juntos. Quero a palavra não só do Londres mas a de um por um.

Recebeu, mirando cara por cara, a enfiada dos palavra de honra, por Deus do céu, pela hóstia consagrada, "honra de minha mãe" e raios que me piquem já, nesta hora. Reassumiu sua boa expressão. Riu da dos colegas. O Egon abriu a porta e foi providenciar outro café – este festivo. O Estillac despediu-se –

– Bom. Agora tenho de trabalhar. Ao meio-dia passo por aqui, pego a moamba e não se fala mais nisto.

Todos foram para sua visita aos doentes, que correu como sempre. O Londres é que não arredou do seu gabinete e trancou-se por dentro. Às doze, como prometera, o Estillac entrou com um pacote de jornais e um rolo de barbante. Foi direto ao laboratório, tomou das pistolas, descarregou uma por uma e embrulhou tudo. Amarrou bem, despediu-se às gargalhadas, gozando a turma que só respirou quando, das janelas da frente, o colega foi visto tomando um táxi. Dia seguinte era plantão do Egon e dele no serviço interno. O primeiro estava em brasas. O segundo não abria a boca sobre o incidente da véspera. Lá pelas quatro o Egon não resistiu e bateu a brasa no amigo –

– Qu'é? cocê fez daquela traquitana toda...

– Muito simples. Levei pra casa do mano e disse que queria entregar aquelas armas que tinham sido roubadas do exército por amigos

meus. Ele perguntou – que amigos? Como eu não respondesse, ele não insistiu. Chamou o ordenança e mandou pôr o embrulho no carro. A essa hora, pistolas e munição já estão no arsenal da unidade dele.
— Você é mesmo formidável, seu Estillac... Seu irmão também...
— Pára com isso. E não se fala mais nesse assunto. Combinado?
"De acordo com o combinado e o gênero Estillac" – diz o Nava – "nunca mais se falou no assunto até há poucos dias, quando o que narra lhe telefonou e pediu autorização para referir o episódio de quase meio século atrás. Obtive a dita e pude assim contar um caso em que o caro companheiro se retrata por inteiro, na sua franqueza, serviabilidade, coleguismo, obsequiosidade, nenhuma cobrança de reciprocação e principalmente na sua completa, única, acabada e perfeita discrição. Discrição de túmulo, de pedra, de face de montanha de pedra como a do morro do Turano com o qual o Egon conversava na sua adolescência tijucana. E é tal a sensação de confiança que o Estillac lhe inspira que com ele – o Egon tem liberdades de confidência que nunca teve com outro amigo. Sua companhia nos saudosos plantões do Pronto-Socorro abriu novos terrenos à indagação médica, do Egon, seu saber o aperfeiçoou, e sua precoce preparação foi um dos elementos importantes que o levaram a concretizar a idéia de que estava na hora de fazerem a docência de clínica médica na Praia. Convidou-o a isto e a que estudassem juntos. Ele topou e foi daí e já na sua residência posterior de Conde de Bonfim que quase todas as noites da semana ele ia para sua casa de São Francisco Xavier e lá se puseram a devorar, regurgitar, tornar a mastigar, a ruminar, a reengolir – as setecentas e setenta e seis páginas do Thannhauser – não confundir com a ópera de Wagner –, mas como ela o tal livro de biologia e medicina é cheio dos acordes, andantes, largos e maestosos da composição de nossa mãe-natureza. Ali viram a harmonia interna da coisa viva e adiantaram um passo moral, intelectual, médico e filosófico quando compreenderam o verdadeiro nó vital que é o estudo das frações químicas dos aminoácidos e aprenderam que a morte se encontra sempre xifopagada à vida porque a putrescina e a cadaverina se engrenam também na corrente do metabolismo protéico. Mas isto é coisa para depois e quando cronologicamente ti-

vermos de retomar a companhia do Estillac. Até breve! mestre, Alcides Estillac Leal..."

[...]

DEPOIS DE UM PERÍODO DE DESVIO* na Assistência Pública, o acaso de um Secretário favorável tinha levado o Egon, em 1946, à Chefia do Serviço Almeida Magalhães, de Clínica Médica de Homens, do Hospital de Pronto-Socorro. Ao se vagar a chefia do Benício de Abreu, de Mulheres, as duas enfermarias de Medicina Interna foram unidas sob regência única esta entregue àquele mesmo médico. Sua posição no quadro da Assistência Pública do Rio de Janeiro era, na ocasião, hierarquicamente, a designada de "médico-chefe de clínica médica". Era uma herança honríssima porque ele reuniu nas suas mãos a sucessão de Álvaro Lourenço Jorge, transferido para a direção do Serviço de Clínica Médica do Hospital Miguel Couto e a de Genival Soares Londres, seu antigo chefe, elevado à direção do primitivo Instituto de Cardiologia da nossa Assistência Pública. E principalmente, era uma posição médica formidável, no principal hospital da rede da Prefeitura Municipal do Rio de Janeiro. O Egon atingiu a esse generalato aos seus quarenta e três anos de idade. Tinha motivos de orgulho e principalmente de estímulo para uma dedicação integral à sua função. Realizou-a instituindo um sistema de trabalho que importava na sua própria técnica, na de seus assistentes e na de seus auxiliares acadêmicos. Em ocasião cronológica, quando contar-se da vida do Egon de 1934 a 1946 e quando retornarmos à narração que agora tem de ser sucinta, contaremos do que foi o sistema de ensino empreendido no seu serviço. Importa agora passar rapidamente sobre tudo até retomarmos o Sacanagildo e sua influência má na vida do colega. No melhor de sua festa, o Doutor José Egon Barros da Cunha viu subir à direção do mais antigo hospital da Assistência, a arquibunda figura – logo de quem? Do nosso próprio Variolando Piteco Tucunduva.

* Texto extraído dos Arquivos de Pedro Nava, na Fundação Rui Barbosa. (N. dos E.)

Já se viu como essa alimária era por dentro e por fora e de sua opinião sobre o hospital que ele ia dirigir: "Isto aqui não é casa de ensino, é casa de tratamento, porra!" – sua frase habitual e rosnada quando via qualquer demonstração magisteróide nas aulas do agora "seu" hospital.

As enfermarias do Egon contavam com vários auxiliares acadêmicos para lá destacados pela rotina administrativa. Como Egon, hora de visita era hora de ensino e aprendizado. Cada doente era motivo de pequeno *impromptu* clínico, de que lucravam assistentes, internos e o próprio chefe de serviço. Iam se modelando uns pelos outros, ficando sem arestas como as pedras roladas de um rio; se acostumavam a não teimar a se adaptarem uns aos outros, a eleger um sistema de exame clínico que era de todos e de ninguém porque nele até os estudantes contribuíam – e na opinião do Egon – muito e preciosamente. Cada um estava pronto a substituir o outro, como sentinela rende sentinela sem interrupção de *vigilância*, essa característica essencial do médico e sabendo exatamente o que tinha de fazer em continuidade de uma observação, dum tratamento, dum socorro emergente. Como tinha de ser, os internos satisfeitos com esse sistema, badalavam entre os companheiros e traziam-no para tomarem parte nas visitas clínicas. Ora, ainda como tinha de ser, isso começou a irritar profundamente o Tucunduva. Deu para aparecer à hora dessas palestras no Serviço Almeida Magalhães. Interrompia. Que queria falar particularmente ao chefe. Iam para o gabinete e lá vinha o gorila com seu eterno ronco. Não podiam ser dados cursos no hospital, que a casa era de socorro e não de ensino e mais isto e mais aquilo.

– Meu caro Doutor Tucunduva, não estou dando curso algum. Sequer dando aulas. Estou fazendo a visita e comentando com o auditório, paciente por paciente. Estou apenas levando a cabo a *assistência* do doente no que ela deve ter de estudo comum de um caso, dentro dum serviço clínico. Além do mais...

– Mas *meu Doutor*, isto aqui está cheio de gente de fora, gente cuja presença desorganiza nosso trabalho, que aumenta nossos gastos de café e açúcar, que fica para almoçar e isto não pode ser... Além do perigo de desvio de material, roubo de agulhas, seringas, termômetros, aparelhos de pressão, do diabo...!

– Meu caro Diretor, esses moços vêm porque querem e não posso correr com eles do serviço. Seria uma grosseria...

O homem saía puto da vida, o Egon não arredava o pé. E nem o bruto da sua aporrinhação. E uma, duas vezes por semana a cena se repetia. Isso durava havia meses, durou ano e a besta não largava o pé do seu chefe de serviço.

– Doutor Egon, isto aqui não é casa de ensino, é casa de socorro...

As coisas continuavam na mesma. Afinal o Tucunduva, que não tinha consultório, que passava suas manhãs no hospital perseguindo os colegas e infernizando os subordinados, suas tardes dos dias pares fofocando no gabinete do Diretor de Assistência Hospitalar, dos dias ímpares fuxicando no do Secretário-Geral, tanto teceu que venceu. Ele mesmo trouxe um dia, em mãos, ao Egon, a circular em que se proibia "de ordem superior" a presença de médicos e estudantes de medicina estranhos aos quadros, nos hospitais municipais. O Egon ainda recalcitrou:

– Fico ciente. Mas não tenho atribuições para impedir nenhum acesso de colegas e estudantes ao meu serviço.

– Mas estas eu as tenho. Justamente queria comunicar ao Senhor que antes de assinar a circular que lhe trouxe pessoalmente e mandei aos outros chefes de serviço, baixei ordens no sentido da portaria impedir a entrada de qualquer pessoa estranha aos quadros do hospital, sem minha permissão escrita. Os visitantes têm de ir primeiro ao meu gabinete. E estou baseado em ordens diretas do Secretário-Geral de Saúde e Assistência. Bom. Era isto e já vou descendo...

O Egon não respondeu. Foi levar seu diretor à porta como era da etiqueta do hospital e despediram-se mudos. O Variolandopiteco Tucunduva radioso. O médico ficou ali parado, como jogador de *box* posto a nocaute e sentindo subir de dentro aquele borbulhar da "cólera que espuma" – o que a burrice alheia sempre lhe trazia. Nada a fazer. Era raivar por dentro – sem jeito e sem saída. Tinha de recomeçar o que planejara no serviço, quando Tucunduva deixasse a direção. Mas isso não se dava. Ele era homem preciso ao gênero de administração reinante na Assistência meio século atrás. Nesse estado de espírito é que, uma noite, visitando o Sacanagildo, contou-lhe o que se passava. O outro logo viu ali o bom negócio para que ele vinha preparando o seu conterrâneo e colega, para o golpe que ele queria dar-lhe financeiramente e exultou:

— A Assistência não vale nada para médicos como nós, Egon. Olhe para mim. Nunca pretendi nada daquela estrebaria. [...] Este, sim é lugar ideal de trabalho. Só o chefe manda no próprio departamento, não há possibilidade destas merdas de intervenções da diretoria. Ao contrário, nosso diretor só faz servir às Clínicas e aos seus chefes – além de presidir nossas congregações que são mais motivo de encontro cordial dos colegas que de outra coisa qualquer. Porque nós, nem nos vemos. Cada qual no seu andar, cada macaco no seu galho, o presidente no seu poleiro fazendo por todos e por cada um. E você chegou na hora. [...]

— Está dito. Amanhã quando você vier do São Sebastião, estarei à sua espera na porta do Pronto-Socorro. Às dez. Veja lá, pontualidade britânica.

La sotte vanité jointe avecque l'envie [...]

LA FONTAINE, *Fables*.

Dia mais lindo! do meio do ano. Às dez horas em ponto o Egon chegava à porta das Clínicas Unidas. Já lá o esperava o Sacanagildo, sempre seu ar excitado e vibrante de bichinho elétrico.

— Vamos subir imediatamente para o gabinete do nosso Diretor-Presidente. Ele já está nos esperando, que desde ontem, depois de nosso telefonema, eu o avisei.

O Egon teve tempo de dar uma vista d'olhos à portaria, onde se sentava um moço muito magro, tendo à frente um livro aberto. Era o do Ponto. Ao fundo havia um elevador em cuja porta se lia numa chapa de metal amarelo: "exclusivo dos médicos". Os dois que serviam aos doentes, eram de frente para a rua. Num vão escuro, à direita deles – as escadas. Na parede livre, contrária à de que a cadeira do porteiro raspara o reboco até o tijolo – vasta placa de bronze mostrando cabeça de perfil, muito a bigodeira. A maior extensão do perfil representado era ocupada por um nariz formidável, do tipo de "apaga-velas". Os olhinhos eram miúdos e muito doces. [...]

Deu uma olhada ao porteiro (que estava todo disfarçado atenção à conversa dos doutores) e foi tangendo o Egon para o elevador especial. Subiram até o andar de cima, deram num saguão ladrilhado, entraram num corredor escuro – parede tomada por vasta estante de livros, portas trancadas a chave e o restante de seus panos ocupado por retratos dos médicos da casa. Os antigos, os signatários das primeiras atas – a de fundação e a de instalação. No meio do corredor, sentado no escuro, como criança que cumpre castigo estava um servente. Logo se levantou, barrando o caminho dos dois médicos. Conhecia o Doutor Sacanagildo mas queria saber o nome do outro para anunciá-los ao Diretor-Presidente Arquimimo, queria saber também se tinham hora marcada. Muito a par do "cerimonial" [...] o da casa deu logo a resposta:

– Temos hora às dez e um quarto e pode anunciar a mim e ao Professor José Egon Barros da Cunha!

– Sacanagildo, não me anuncie como professor que não o sou. Sou um simples docente da Praia...

– Deixa por minha conta, Gonzinho! Larga a mão de sua modéstia porque esta sua mania parece complexo de inferioridade e faz mal a você...

– Cada qual como foi feito e eu não topo pataquadas, Sacanagildinho...

Mas já o servente voltava para chamá-los. Abriu os dois batentes da porta, como a pessoas reais e gritou seus nomes, escandindo bem o PROFESSOR de cada um. Em pé à espera de ambos, estava uma silhueta de que o Egon não distinguia os traços devido à contraluz. Apertos de mão, apresentação, muito prazer e o Arquimimo convidou-os para o grupo estofado posto de nesga diante d'uma janela. Sentaram-se e logo o Diretor-Presidente começou:

– EU já *hei* pensando em seu caso, Doutor Egon e decidi que será o provimento para o cargo de Chefe de Clínica Médica [...]

– Muito obrigado, vim aqui com nosso amigo Sacanagildo para conhecê-lo e saber quando é o concurso, os programas do mesmo, a prova...

– EU quero tranqüilizá-lo a esse respeito. Nenhum programa. O concurso é de títulos e trabalhos – a lista desses é o único documento que o colega terá que apresentar. Sou o Presidente nato da banca de exame, e esta, por força estatutária é nomeada a meu talante. EU também examino para valer e dou a minha nota. Quando passo os papéis dos candidatos com referida já enunciada tudo está resolvido e os colegas examinadores por cortesia, de que EU fico confundido, sempre seguem os valores que EU marquei. Vem depois o julgamento de nossa Congregação, simples formalidade, sendo o candidato vencedor aprovado unanimemente. E por assim dizer, a nota moral que lhe é conferida ao lado da outorga das recebidas pelos títulos e trabalhos. Ah! EU ia esquecendo outra formalidade. Pode ser atendida imediatamente: sua inscrição. Até o termo já está lavrado no livro próprio. E só encher os claros...

Epílogo

Relatei o sucesso de Pedro Nava na Chefia da Clínica Médica da Policlínica Geral do Rio de Janeiro. Para demonstrar seu estado de espírito inicial, quando completamente imbuído do "deus interior", e o final – vinte e sete anos depois –, já deixando transparecer a depressão que o mataria, escolhi dois documentos: o seu discurso de posse na Academia Brasileira de Medicina e a carta de demissão, enviada por ele "À Classe Médica do Rio de Janeiro", em 17 de abril de 1975.

P. P.

A Posse do Professor Pedro Nava na Academia Nacional de Medicina*

Às 21 horas de 18 de julho p.p., realizou-se no Salão Nobre da Academia Nacional de Medicina, a posse do Prof. Pedro Nava, como Membro Titular, na vaga aberta pelo Prof. Irineu Malagueta, por sua ascensão à categoria de Emérito.

[...]

Senhores Acadêmicos:

O lugar de que hoje tomo posse, foi elevado durante 80 anos por três grandes humanistas. De 1876 a 1891, por Domingos de Almeida Martins Costa, o assinalado clínico, professor e tratadista – precursor de nossa cardiologia e patrono desta cadeira acadêmica. De 1891 a 1928, por Ernesto Nascimento e Silva, o eminente médico, historiador e polígrafo autor dos fastos desta Casa. De 1928 a 1956, por Irineu Malagueta de Pontes – a quem tenho a honra de suceder. Esses três nomes dão a medida da enorme responsabilidade que assumo perante os que me elegeram.

* Separata da revista *Brasil-Médico*, Ano 71, abr.-jun. 1957, n. 14-30.

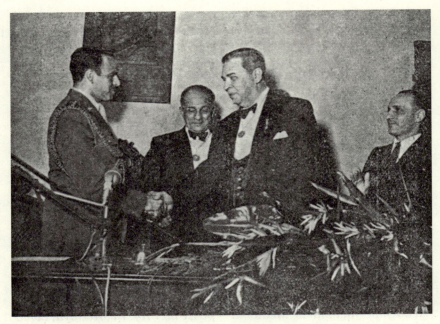

Flagrante do momento em que o Representante do Exmo. Sr. Presidente da República cumprimentava o novo Acadêmico Dr. Pedro Nava. Vêem-se ainda, da esquerda para a direita, o Prof. Raul Pitanga Santos, Presidente da Academia e o Representante do Sr. Ministro do Trabalho.

Se não trago comigo o renome, os títulos e os trabalhos de meus antecessores, reivindico, entretanto, o direito de proclamar que chego aqui, com o mesmo entusiasmo, a mesma dedicação, o mesmo amor à Medicina que foram suas qualidades maiores. Formado há 30 anos, posso dizer que tenho 36 de exercício pois meu primeiro dia de faculdade foi também o meu primeiro dia de hospital. E até hoje tenho vivido freqüentando as enfermarias, só não o fazendo quando eu próprio estou doente. Mesmo viajando, mesmo no estrangeiro – nunca passei em cidade onde não tomasse contato com os colegas, onde não pedisse entrada nos seus serviços e onde deixasse de ver doentes todas as manhãs. Não há nada que não tenha visto em nossa profissão. Fui interno de clínica médica, tisiologia, cirurgia, obstetrícia, ginecologia e psiquiatria. Fui monitor, estagiário, assistente, chefe de serviço e professor. Aprendi e ensino. Para servir, aceitei, três vezes, encargos de administração médica – o que é ato heróico e significa para quem tem sensibilidade moral, acometimento e arrojo semelhantes ao daquele que se dispusesse a caminhar descalço num serpentário. Clínico de roça, fui médico, operador e parteiro. Fui delegado de polícia sanitária e chefe de posto epidemiológico. Conheço todas as clínicas – a de "lombo de burro" que experimentei no interior de Minas, a de caminhão e dos fordes que pratiquei nos cafezais do Oeste Paulista, a clínica dura do subúrbio carioca e a clínica elegante dos arranha-céus do centro. Entrei em todas as casas, desde a choça do sertão e do barraco dos morros, aos solares dos ricos e aos palácios presidenciais. Vi todas as agonias da carne e da alma. Todas as misérias do pobre corpo humano. Todas as suas dores, todas as suas desagregações, todas as suas mortes. Além de todas as doenças, vi, também, toda qualidade de doente. O rico e o pobre, o veraz e o fabulador, o amigável e o hostil, o cooperante e o negativista, o reconhecido e o ingrato, o deprimido e o otimista, o realmente doente e o doente imaginário. E vi também os colegas. O santo, o sábio, o heróico, o desprendido, o dedicado, o sincero, o altruísta – vivendo para os doentes e tratando dos doentes e, o pérfido, o imprestável, o ignorante, o comodista, o rapace, o egoísta, o fariseu vivendo para si e tratando só do próprio ventre. Se não a sabedoria dos meus antecessores, ao menos eu vos trago essa larga experiência humana nascida de trinta e seis anos de convivência com tudo que o nosso semelhante pode dar de mais alto e emblemático e de mais sórdido e vulgar. Guardei dessa lição só o seu lado positivo e apesar das decepções, das amarguras, das ingratidões que sofri – insisto e me obstino, persevero e me afinco no entusiasmo intacto e no amor à nossa profissão. E tenho a mais profunda fé no bem, na purificação e no pentecostes que ela representa para quem a exerce com sinceridade e na compreensão inteira do que significa o alto papel de ser Médico. Se não me inculco aos meus pares como um sábio porque para tanto me faltam engenho e atributos, peço, entretanto, que me recebam como quem tem procurado suprir o que lhe míngua de talento pelo que conservou de coração. Como quem tem sido Médico e tem exercido a Medicina na certeza absoluta das suas possibilidades de sedar a Dor e retardar a Morte. Como quem tem acreditado.

Realmente, hoje temos a obrigação de acreditar. Não há lugar para o cepticismo médico senão no espírito do médico inepto. Foi-se o tempo em que nós mesmos nos ironizávamos dizendo que entre o diagnóstico e autópsia não tínhamos para colocar senão mentiras consoladoras. Esse lugar competia à terapêuticas mas nela ninguém tinha fé e vivíamos nessa espécie de ato gratuito que era diagnosticar no vivo e confirmar no morto. Justificando a definição pessimista de que a Medicina era uma sombria meditação sobre a Morte. A profunda revolução assistida pela minha geração leva à certeza antonímica de que a nossa Arte é uma vigorosa meditação sobre a Vida.

Podemos marcar no ano de 1922, com a obtenção por Banting e Best, da insulina, a abertura de uma nova era para a Medicina e particularmente para a Terapêutica. Nos trinta e cinco anos que vêm dessa data à nossa, progredimos mais que nos milênios anteriores de existência histórica de nossa Arte. Assistimos, nesse período, à agonia da sífilis, da malária e da tuberculose. As infecções estão em caminho de serem controladas e suprimidas desde o advento das sulfanilamidas e da penicilina. O caminho aberto com essas invenções, desvendou um sistema prodigioso de especulação e não há semestre em que a quimioterapia e a medicação antibiótica não se enriqueçam de novos produtos – cada vez mais ativos e cada vez mais destituídos de efeitos secundários maléficos. Vimos, maravilhados, doenças graves ou mortais como as febres do grupo tífico, as septicemias, as endocardites bacterianas, as meningites cóccicas e bacilares passarem para o grupo das doenças curáveis. A medicina preventiva resgata continuamente, milhares de vidas que sem seu apuro seriam precocemente tragadas pela morte. O que a cirurgia e as radiações fizeram pelo câncer, as pesquisas que se prosseguem em torno desse terrível estado mórbido, fazem prever, para qualquer momento, sua supressão dentre os flagelos que açoitam a humanidade. Dominamos a temperatura do corpo, a respiração, os batimentos cardíacos, fazemos e desfazemos as síncopes, transferimos, as máquinas precisas e susceptíveis como organismos, a função respiratória e a circulatória, dando tempo ao cirurgião para intervir largamente sobre os pulmões e o coração aberto. A cirurgia nervosa fabrica prodígios. A pesquisa científica levada a cimos vertiginosos desvenda arcanos que pareciam proibidos à mente humana. Os malefícios mesmos da bomba atômica e a trágica experimentação *in anima nobile* que foram as explosões de Hiroshima e Nagasaki, pelas ações fisiológicas imediatas e retardadas que provocaram nos sobreviventes, são o contratipo, a imagem oposta do que se poderá obter quando a investigação nuclear deixar de ajudar a morte para servir a vida.

O fato de vivermos esse milagre cotidiano alterou a mentalidade médica, suprimindo o nosso cepticismo, a rotina e a imobilização que faziam da terapêutica do início do século aquilo que René Lacclete chamou do "entulho sagrado", em que ninguém tocava e que íamos repetindo e retomando à falta de melhor. Caducou completamente a sentença de Guy de Chaulliac que, já no século XIV, se escandalizava com nossa petrificação e dizia cheio de espanto: "Je m'esbahys d'une chose, c'est que les Médecins se suivent comme des grues; car l'un dict tousiours ce que l'aultre a dict". A essa posição de espírito calcárea, substituiu-se a atitude intelectual otimista, ágil e dialética que é a característica do médico de hoje. Não foi só a técnica que adquirimos nessa profunda revolução mas ainda o divino entusiasmo de que falava Pasteur no seu discurso de recepção na Academia Francesa: "Les Grecs nous ont legué un des plus beaux mots de notre langue, le mot 'enthousiasmo' qui signifie un Dieu intérieur".

Esse "deus interior" habitou os médicos brasileiros que viveram e se fizeram nos últimos quarenta anos. Sentam-se nesta Academia os que integraram a Medicina, a Cirurgia e a Pesquisa brasileiras no impulso do século. Os que reformaram o nosso ensino, a nossa organização sanitária e a nossa assistência hospitalar, emparelhando o Brasil às primeiras nações do mundo no terreno de nossa Arte. Os inauguradores das especializações que deram vitalidade renovada à nossa Medicina. Sentam-se aqui os criadores da cardiologia, da angiologia, da nefrologia, da tisiologia, da pneumologia, da gastroenterologia, da nutrologia, da endocrinologia, da cirurgia nervosa, toráxica e cardíaca no Brasil. Venho tomar lugar entre eles como pioneiro, também, de uma especialidade nova no mundo e no nosso país que é a Reumatologia.

Na frase de Snyder, o reumatismo era o filho abandonado da Medicina. Pior do que isto, foi, até bem pouco, corpo esquartejado, e disperso nos socavões da clínica médica, da pediatria, da neurologia, da ortopedia e da dermatologia – de que os fragmentos eram desprezados e enchiam de tédio os clínicos, pediatras, neurologistas, ortopedistas e dermatologistas. O grande Oliver Wendell Holmes dizia que quando via um reumático entrar pela porta do seu consultório, tinha ímpetos de sair pela janela. Essa atitude de impaciência, derrotismo, cepticismo e desconhecimento – que era generalizada – é que fazia do grupo das doenças reumáticas uma irmandade bastarda e enjeitada aqui e ali nos vários setores da Medicina.

E justamente o mérito dos que criaram a especialidade foi o de legitimá-la e reuni-la, indo buscá-la nas mansardas da clínica e da cirurgia, para constituir um todo com foros de setor clínico-terapêutico autônomo. Concorreu para a individualização da especialidade, a consciência adquirida paulatinamente do grave dano social representado por essas afecções e que começou a ressaltar, do modo mais alarmante, das estatísticas demógrafo-sanitárias e dos censos econômicos de todos os países. "Uma enfermidade" – adverte Fortescue Fox – "se transforma em problema social quando o indivíduo enfermo passa a ser um perigo ou uma carga para os seus concidadãos." E os reumatismos representam esse perigo e essa carga para as nações.

Despertada a atenção para essa calamidade pública, todos os países civilizados empenharam-se no seu combate. Médicos progrediram da situação de clínicos apenas interessados no reumatismo para a de especialistas em Reumatologia. Funda-se a Liga Internacional contra o Reumatismo em 1922, a Liga Pan-Americana em 1944, a Liga Européia em 1947. Instalam-se as primeiras cátedras em Paris, Roma e Praga. Numerosos Congressos se realizam, dos quais nove internacionais, três europeus, um interamericano, um pan-americano, um brasileiro e mais as jornadas que se sucedem cada ano na França, Argentina, Chile e outros países.

Nessa eventualidade, como sempre, procedi como Médico fiel à ciência, à consciência e às leis da Arte. Promovendo a criação de mais um serviço de reumatologia num dos nossos grandes hospitais, cumpri o meu dever de fazer concorrer "os circunstantes e as coisas exteriores" em benefício dos enfermos, como foi escrito e preceituado nas letras de bronze com que Hipócrates traçou o aforisma que é o pórtico monumental da Medicina: "A arte é longa, a vida é breve, a ocasião passageira, a experiência falaz e o juízo difícil. Não somente é preciso fazer por si mesmo tudo o que convém, mas concorrer para que também o façam os doentes, os circunstantes e as coisas exteriores".

PEDRO NAVA
MEMBRO DA ACADEMIA NACIONAL DE MEDICINA
MEMBRO DA ACADEMIA MINEIRA DE MEDICINA
PROFESSOR EMERITO DE REUMATOLOGIA DA UNIVERDADE CATÓLICA
PRESIDENTE DA PAN AMERICAN LEAGUE AGAINST RHEUMATISM (1962-1967)
PRESIDENTE DA SOCIEDADE BRASILEIRA DE REUMATOLOGIA (1955-1957)
DOCENTE DA FACULDADE DE MEDICINA DA UNIVERSIDADE FEDERAL DO RIO DE JANEIRO
MEMBRO FEDERADO DAS ACADEMIAS NACIONAIS DE MEDICINA DA ARGENTINA, CHILE, COLOMBIA, MÉXICO,
PERU E VENEZUELA
MEMBRO HONORÁRIO DAS SOCIEDADES DE REUMATOLOGIA DOS ESTADOS UNIDOS, URUGUAI, ARGENTINA,
CHILE, PORTUGAL, FRANÇA E ITALIA

<u>À Classe Médica do Rio de Janeiro</u>

Incompatibilizado com o mandonismo que passou a imperar na Policlínica Geral do Rio de Janeiro, comunico aos meus Colegas e Amigos que me afastei definitivamente do serviço que conquistei por concurso em 1948 na velha casa de Moncorvo e Moura Brasil. Não me foi possível assistir impassível à mutilação e calculada destruição do que levei quase 30 anos construindo com amor, modelando com paciência e a que dei o melhor de minha capacidade de médico, chefe de serviço e professor - isto é o <u>primeiro serviço público de Reumatologia aberto no Brasil</u> e que foi, à minha revelia e de modo grosseiro, diminuído e sacrificado, com a ocupação e depredação (digo DEPREDAÇÃO) de apreciável área, com prejuízo para os doentes, para a execução dos trabalhos médicos e a administração do ensino. Protestei em vão contra o inqualificável procedimento.

Criou-se assim uma situação intolerável, face ao mecanismo burocrático-ditatorial montado pela atual diretoria. Só me resta, ao retirar-me, alertar o Egrégio Conselho Regional de Medicina, que rege a parte ética da profissão sobre o meandro de portarias, regimentos, regulamentos e estatutos que, num requinte de deslealdade e fereza, impedem aos chefes de serviço, como no meu caso, de exercer funções e prerrogativas dentro de um mínimo de dignidade e autonomia indispensáveis ao desempenho das atribuições de sua competência.

Não sou o primeiro a assumir essa decisão. Abandono simplesmente o meu lugar. Sigo com humildade exemplo insigne: o de Oswaldo Cruz que desprezou a mesma Casa quando achou que ela se rebaixara - como o julgo agora.

Não manterei polêmicas sobre o assunto e nada responderei ao que porventura for assacado contra mim. Quero apenas declarar que tudo o que for jogado às minhas costas tem o mesmo valor das pérfidas e injustas acusações de improbidade, falta de lisura e de exação atribuídas a figuras que glorificaram a nossa classe como os honrados, sábios e saudosos AUGUSTO LINHARES, AFFONSO MAC=DOWELL, ROBERTO FREIRE e PAULO PARREIRAS HORTA, como tudo enfim que se boquejou contra chefe de serviço que se viu forçado, como eu, a deixar a Policlínica recentemente.

Uma palavra para terminar. Muito se apregoou a <u>renovação</u> ou <u>transformação</u> e a <u>modernização</u> da Policlínica. Não há nada disso. Essa instituição cacoquima, sob a atual direção que nela se incrustou e se eterniza, remoçou no mesmo sentido que remoçam os pobres velhos que, pintados de negrita, olham-se no espelho e nele vêm refletida a imagem ilusória dos moços que queriam ser.

Rio de Janeiro, 17 de abril de 1975

PEDRO NAVA

(Ex-Chefe do Serviço de Clínica Médica, Reumatologia e Medicina Física da Policlínica Geral do Rio de Janeiro)

DR. PEDRO NAVA (C. R. M. 2361) — C. P. F. 005605107 — CONSULTÓRIO: RUA VIUVA LACERDA, 95 — FONE 226-7651
RESIDÊNCIA: RUA DA GLÓRIA, 190/702 — FONE 222-9242

À Classe Médica do Rio de Janeiro

PEDRO NAVA
Membro da Academia Nacional de Medicina
Membro da Academia Mineira de Medicina
Professor Emérito de Reumatologia da Universidade Católica
Presidente da Pan American League Against Rheumatism (1962-1967)
Presidente da Sociedade Brasileira de Reumatologia (1955-1957)
Docente da Faculdade de Medicina da Universidade Federal do Rio de Janeiro
Membro Federado das Academias Nacionais de Medicina da Argentina, Chile, Colômbia, México, Peru e Venezuela
Membro Honorário das Sociedades de Reumatologia dos Estados Unidos, Uruguai, Argentina, Chile, Portugal, França e Itália

À Classe Médica do Rio de Janeiro

Incompatibilizado com o mandonismo que passou a imperar na Policlínica Geral do Rio de Janeiro, comunico aos meus Colegas e Amigos que me afastei definitivamente do serviço que conquistei por concurso em1948 na velha casa de Moncorvo e Moura Brasil. Não me foi possível assistir impassível à mutilação e calculada destruição do que levei quase 30 anos construindo com amor, modelando com paciência e a que dei o melhor de minha capacidade de médico, chefe de serviço e professor – isto é o *primeiro serviço público de Reumatologia aberto no Brasil* e que foi, à minha revelia e de modo grosseiro, diminuído e sacrificado, com a ocupação e depredação (digo DEPREDAÇÃO) de apreciável área, com prejuízo (*sic*) para os doentes, para a execução dos trabalhos médicos e a administração do ensino. Protestei em vão contra o inqualificável procedimento.

Criou-se assim uma situação intolerável, face ao mecanismo burocrático-ditatorial montado pela atual diretoria. Só me resta, ao retirar-me, alertar o Egrégio Conselho Regional de Medicina, que rege a parte ética da profissão sobre o meandro de portarias, regimentos, regulamentos e estatutos que, num requinte de deslealdade e fereza, impedem aos chefes de serviço, como no meu caso, de exercer funções e prerrogativas dentro de um mínimo de dignidade e autonomia indispensáveis ao desempenho das atribuições de sua competência.

Não sou o primeiro a assumir essa decisão. Abandono simplesmente o meu lugar. Sigo com humildade exemplo insigne: o de Oswaldo Cruz que desprezou a mesma Casa quando achou que ela se rebaixara – como o julgo agora.

Não manterei polêmicas sobre o assunto e nada responderei ao que porventura for assacado contra mim. Quero apenas declarar que tudo o que for jogado às minhas costas tem o mesmo valor das pérfidas e injustas acusações de improbidade, falta de lisura e de exação atribuídas a figuras que glorificaram a nossa classe como os honrados, sábios e saudosos AUGUSTO

LINHARES, AFFONSO MAC=DOWELL, ROBERTO FREIRE e PAULO PARREIRAS HORTA, como tudo enfim que se boquejou contra chefe de serviço que se viu forçado, como eu, a deixar a Policlínica recentemente.

Uma palavra para terminar. Muito se apregoou a *renovação* ou *transformação* e a *modernização* da Policlínica. Não há nada disso. Essa instituição cacoquima, sob a atual direção que nela incrustou e se eterniza, remoçou no mesmo sentido que remoçam os pobres velhos que, pintados de negrita, olham-se no espelho e nele vêm refletida a imagem ilusória dos moços que queriam ser.

Rio de Janeiro, 17 de abril de 1975.

PEDRO NAVA
(Ex-Chefe do Serviço de Clínica Médica, Remautologia (*sic*) e Medicina Física da Policlínica Geral do Rio de Janeiro)
DR. PEDRO NAVA (C. R M. 2361) – C. P. F. 005605107 – CONSULTÓRIO: RUA VIUVA LACERDA, 95 – FONE 226-7651
RESIDÊNCIA: RUA DA GLÓRIA, 190/702 – FONE 222-9242

Título	O Anfiteatro
Autor	Pedro Nava
Seleção de Textos	Paulo Penido
Capa	Tomás Bolognani Martins
Retrato de Pedro Nava na Capa	Hélio Cabral
Editoração Eletrônica	Aline E. Sato
	Amanda E. de Almeida
Formato	14,6 x 22 cm
Tipologia	Times New Roman
Papel de Miolo	Pólen Soft 80 g/m^2
Papel de Capa	Cartão Supremo S 6 250g
Número de Páginas	146
Impressão	Lis Gráfica